救急医療の感染対策がわかる本

浜松医療センター 副院長
兼 感染症内科部長 兼 衛生管理室長
矢野邦夫 著

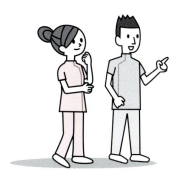

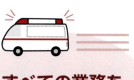

すべての業務を
まるごと
コーディネート！

ヴァン メディカル

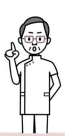

はじめに

　救急外来の医師や看護師は、食事を食べるのが早いことで知られています。ゆっくり食事をとっていては、食事の途中で救急車や急患が来院してしまい、食事をあきらめなければならないからです。そのため、「飲み込むようにして食事をする」「よく噛まずに食物を飲み込む」などという不健康な食生活を強いられているのが現状です。最も、食事をとる時間がまったくなかったとか、忙し過ぎて食事をすること自体を忘れていた、というのもよくあることです。

　このような状況は、重症患者を救命するためにやむを得ないことかもしれません。重症でなくても、外傷や疾患で苦しんでいる患者に迅速に対応することが使命だからです。救命処置を最優先するために、食事すら満足にとれないような状況ですから、感染対策も十分にできないことがあります。

　確かに、結核菌を吸い込んだとしても、結核を発症するのは数ヶ月から数年後になります。インフルエンザウイルスを吸い込んだとしても、発症するのは数日後です。B型肝炎ウイルスが付着した針で指を刺したとしても、肝炎を発症するのは数ヶ月後です。

　このように病原体に曝露したとしても、その結末をみるのは「しばらく後」なので、どうしても救急現場での感染対策の優先度は低くなってしまうかもしれません。しかし、「患者を救命したが、自分は結核を発症してしまった」「重症交通事故後の厳しい状態から立ち戻った患者が、多剤耐性菌による感染症を繰り返すことになった」などという状況は、是非とも回避したいのです。そのためには、救急医療のどのような場面で病原体が伝播する危険性があり、それを防ぐためにはどのような感染対策を実行するべきなのかについて、明確に示した本が必要であると思いました。

　本書では患者が病院に着いてから、集中治療室に移動するまでを含めた広い範囲の感染対策について解説しました。それに加えて、救急車、ドクターカー、

ドクターヘリのように、外傷もしくは疾患発症の場から病院に搬送する過程における感染対策についても記述しました。また、救急外来で頻繁に遭遇する感染症における抗菌薬についても提案させていただきました。すなわち、「救急医療の業務全般に対する感染対策トータルコーディネート」のための書籍と考えていただければと思います。本書が読者の皆様の座右の書となることを希望いたします。

　最後に、このような企画を提示していただいた（株）ヴァン メディカルの山路唯巴氏に心から感謝の意を表します。また、浜松医療センターにおいて、感染対策を担当している衛生管理室（感染対策室）のスタッフに深謝の意を表します。

2019年9月吉日
浜松医療センター　矢野邦夫

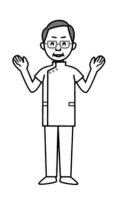

Contents

はじめに 2

第1章　環境整備・個人防護具　　9

- ① 救急受付口・救急待合室　11
  - 1 救急受付口　11
  - 2 救急待合室　14
- ② 救急外来診察室・救急救命室　18
  - 1 環境整備　19
  - 2 個人防護具　21
- ③ 放射線診療（検査）室　23
  - 1 環境整備　23
  - 2 個人防護具　24
- ④ 集中治療室　25
  - 1 環境整備　25
  - 2 個人防護具　27

第2章　医療器材・機器の取り扱い　　29

- ① 医療器材と感染対策　29
  - 1 尿道留置カテーテル　30
  - 2 血管内カテーテル　33
  - 3 呼吸器回路・気管内チューブ　37
- ② 医療機器と感染対策　41
  - 1 内視鏡検査室　41
  - 2 超音波検査室　44
  - 3 放射線検査室　45

第3章　救急医療における感染症と感染経路　49

- ① 空気予防策が必要な感染症　49
  - 1 麻疹　49
  - 2 水痘と帯状疱疹　52
  - 3 結核　54

② 飛沫予防策が必要な感染症　57
　　1 インフルエンザ　57
　　2 風疹　58
　　3 ムンプス　61
　　4 百日咳　62
③ 接触予防策が必要な感染症　65
　　1 疥癬　65

第4章　隔離を要する感染症と感染対策　69

① 結核　70
　　1 事前把握　70
　　2 事後把握　70
② 麻疹・水痘・風疹・ムンプス　72
　　1 事前把握　72
　　2 事後把握　72
③ インフルエンザ　73
　　1 事前把握　73
　　2 事後把握　74
④ 輸入感染症　74
　　1 事前把握　74
　　2 事後把握　76

第5章　救急医療に関わりのある耐性菌　79

① メチシリン耐性黄色ブドウ球菌　79
② 多剤耐性アシネトバクター　82
③ 基質特異性拡張型βラクタマーゼ産生菌　84
④ 多剤耐性緑膿菌　85
⑤ βラクタマーゼ非産生アンピシリン耐性インフルエンザ菌　87
⑥ 多剤耐性結核菌、超多剤耐性結核菌　88
⑦ カルバペネム耐性腸内細菌科細菌、
　　　　　　カルバペネマーゼ産生腸内細菌科細菌　90

第6章　患者背景別の感染症とその感染対策　95

- ① 小児患者　96
- ② 新生児患者　98
- ③ 妊婦患者　101
- ④ 発熱患者　103
- ⑤ 熱傷患者　106
- ⑥ 高齢者患者（在宅介護患者）　108
- ⑦ 介護施設入居患者　109
- ⑧ 交通事故患者　111
- ⑨ 渡航者患者　114
- ⑩ 外国人患者　117
- ⑪ 海外で治療を受けた患者　118

第7章　救急外来における抗菌薬の適正使用　121

- ① 急性鼻副鼻腔炎　122
- ② 急性気管支炎　123
- ③ 急性咽頭炎　124
- ④ 肺炎　126
  - 1 市中肺炎　127
  - 2 医療・介護関連肺炎　130
- ⑤ 尿路感染症および関連疾患　131
  - 1 単純性膀胱炎　131
  - 2 複雑性膀胱炎　132
  - 3 急性単純性腎盂腎炎　132
  - 4 複雑性腎盂腎炎　133
  - 5 ウロセプシス　134
  - 6 無症候性細菌尿　135

- 6 皮膚・軟部組織感染症　136
  - 1 蜂窩織炎（蜂巣炎）　136
  - 2 壊死性筋膜炎　137
  - 3 ブドウ球菌性熱傷様皮膚症候群　138
  - 4 動物咬傷　139
- 7 発熱性好中球減少症　141

第8章　医療従事者のための感染対策　145

- 1 血液・体液曝露の防止と曝露後対策　145
  - 1 血液・体液曝露の防止　145
  - 2 血液・体液の曝露後対策　147
  - 3 HBVの曝露後対策　147
  - 4 HCVの曝露後対策　149
  - 5 HIVの曝露後対策　150
    - ❶ 抗HIV薬の予防内服　150　　❷ HIV曝露後の経過観察　151
- 2 医療従事者のワクチン接種　151
  - 1 HBVワクチン　151
  - 2 インフルエンザワクチン　153
  - 3 麻疹・風疹・水痘・ムンプスワクチン　155

第9章　救急隊員・フライトスタッフ、搬送時の感染対策　157

- 1 救急車、ドクターカー、ドクターヘリにおける病原体の伝播　157
- 2 救急車、ドクターカー、ドクターヘリにおける感染対策　159

付録　抗菌薬の系統・一般名・略号・主な商品名　163
おわりに　164
Reference Books　165
Index　166
著者略歴　171

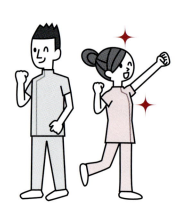

第1章

環境整備・個人防護具

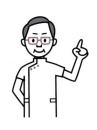

　救急外来での患者の動きには様々なパターンがあります。独歩来院の患者では「救急受付口⇒救急待合室⇒救急外来診察室⇒［放射線診療（検査）室⇒経過観察室⇒］帰宅・一般病棟」、救急車来院の重症患者では「救急車⇒救急救命室⇒集中治療室・一般病棟」となることが多いと思います。

例1）発熱や咳がみられる10歳代の患者が救急受付口で受付をし、救急待合室でしばらく待ってから、救急外来診察室にて診察を受ける。そこでインフルエンザと診断され、処方を受けて帰宅する。

例2）嘔吐と下痢がみられる30歳代の患者が救急受付口で受付をし、救急待合室でしばらく待ってから、救急外来診察室にて診察を受ける。ノロウイルス胃腸炎と脱水と診断され、経過観察室にて補液を受け、症状が軽快したところで帰宅する。

例3）交通事故の50歳代の重症患者が救急搬送され、救急救命室にて血管確保、挿管、人工呼吸、止血などの処置がなされる。その後、

手術されてから、集中治療室に移動する。

例4) 強い胸痛がみられる70歳代の患者が救急車来院し、救急救命室にて心電図や血液検査の結果、心筋梗塞と診断される。血管確保、酸素投与されながら、心臓カテーテル検査室にて治療され、心疾患集中治療室に移動する。

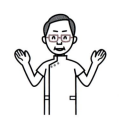

このように救急外来には年齢や状態を問わず、様々な患者が受診しており、救命のために即刻の処置を要することもあります。そのような状況のほとんどで、患者がインフルエンザウイルス、肝炎ウイルス、ヒト免疫不全ウイルスなどに感染しているかどうかを前もって知ることはできません。そのため、診療中に患者から医療従事者に針刺しなどによって病原体が伝播する危険性があるのです。また、救急待合室で患者から他の患者や同伴家族にインフルエンザなどが伝播することもあります。

本章では「救急受付口・救急待合室」「救急外来診察室・救急救命室」「放射線診療（検査）室」「集中治療室」における環境整備と個人防護具について解説します。

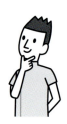

❶ 救急受付口・救急待合室

　救急受付口には様々な患者が訪れています。患者の同伴家族が受付することもあります。救急待合室も同様であり、患者および同伴家族が待っています。このような場合、患者がインフルエンザなどの感染症に罹患していれば、受付担当者や待合室での同室者（他の患者や同伴家族）に病原体が伝播してしまいます。

　そのため、救急受付口では「咳エチケット」の啓発が大切であり、サージカルマスクとアルコール手指消毒薬が必須となります。救急待合室では咳エチケットに加えて、環境整備が重要な感染対策となります。ここでは患者や同伴家族の滞在時間が比較的長いので、環境表面からの病原体の伝播を防ぐ努力が必要となります。

1 救急受付口

　救急受付口には診察前の患者が立ち寄っていることから、感染予防についての適切なアドバイスがされていません。もし、患者に「インフルエンザや百日咳などが疑われるのでマスクと手洗いをしましょう」などのアドバイスがされているならば、患者はそれに従うでしょう。しかし、そのようなアドバイスを受ける前であることから、「病原体を周囲に拡散させる能力を保ったまま」の人であるといえます。同伴家族もすでに感染していて、感染源となっているかもしれません。そのような状況から、救急受付口の時点で感染対策を開始することが大切です。それは「咳エチケット」です。

Point
　救急受付口で患者および同伴家族には「咳エチケット」を啓発して、遵守してもらう。

2003年、重症急性呼吸器症候群（SARS：Severe Acute Respiratory Syndrome）が世界中に拡大したとき、救急外来を受診した患者や同伴家族がSARSコロナウイルスを周囲の人に伝播させました[1]。このような感染を防ぐために、病院受付の最初の段階で感染対策を実施する必要性が認識されるようになり、そこで提案されたのが「咳エチケット」です[2]。

　「咳エチケット」とは、咳や鼻水などの症状のある人は咳をするときにはティッシュにて口と鼻を覆ったり、呼吸器分泌物に接触した後は手指衛生をするといった感染対策です。「咳エチケット」の要素には次のものがあります[2]。この対策で用いられる個人防護具はサージカルマスクであり、手指衛生のためのアルコール手指消毒薬も必要です。

咳エチケット

❶ 医療従事者、患者、同伴家族を教育する。
❷ 患者や同伴家族への教育にポスターを用いる。
❸ 患者は咳をするときにはティッシュにて口と鼻を覆う。使用したティッシュは捨てる。咳をしている人はサージカルマスクを着用する。
❹ 呼吸器分泌物に接触した後は手指衛生をする。
❺ 待合室においては呼吸器感染のある人から空間的分離（理想的には1m以上）を確保する。

Point
救急受付口にはサージカルマスクおよびアルコール手指消毒薬を準備しておく。

　咳エチケットは未診断の感染力のある呼吸器感染症の患者、同伴家族、友人をターゲットとしており、咳、充血、鼻水、呼吸器分泌物の増加といった症状のあるすべての人が医療施設に入るときに適用されます。インフルエンザ、麻疹、風疹といったウイルス感染症や、百日咳などの細菌感染症に罹患した患者には咳エチケットが必要です。これらの呼吸器感染症は症状のみでは区別ができないし、発熱や咳などの症状についても様々です。それゆえ、咳エチケットは感染症の種類や有無を問わず、咳や鼻水などの症状のあるすべての人が実施しなければならないのです[2)]。

Point
咳や鼻水などの症状のあるすべての人は咳エチケットを実施する。

　発熱は多くの呼吸器感染症でみられますが、百日咳や軽度の上気道感染症では無熱のことがあります。そのため、発熱がないからといって呼吸器感染症を必ずしも除外できるわけではありません。喘息、アレルギー性鼻炎、慢性閉塞性肺疾患の患者も咳やくしゃみをすることがあります。これらの患者には感染力はありませんが、やはり咳エチケットは必要です[2)]。

Point
発熱がなくても、咳や鼻水などの症状があれば咳エチケットを実施する。

2 救急待合室

　救急待合室では様々な疾患や外傷の患者が待っています。インフルエンザの流行期には、発熱や咳症状のある数多くの患者が待合室に溢れることがあります。その結果、患者から患者にインフルエンザウイルスが伝播する可能性があります。待合室には患者の同伴家族も待っていることから、同伴家族に伝播することもあります。そのような事態を回避する努力が必要であり、救急待合室でも「咳エチケット」は必須の感染対策となります。

> **Point**
> 救急待合室でも、咳や鼻水などの症状のある患者および同伴家族には咳エチケットを遵守してもらう。

　感染者からの距離が近くなると、感染性病原体の伝播の危険性が増大します[3]。特に、患者間の距離が1m以下での曝露は飛沫感染する病原体（インフルエンザウイルス、百日咳菌など）の伝播の危険性を増大させます。したがって、感染者を他の患者から隔離することが大切です[2]。理想的には、呼吸器感染症の症状のある患者には別の待合室を提供しますが、混雑した待合室ではそのような対策の実施は困難です[4]。もし、呼吸器症状のある患者に別の待合室を提供できないならば、待合室の一部に呼吸器症状のある患者をコホート（集団隔離）します。この場合、待合室の一画に隔離区画を設置し、周囲とは少なくとも1.5〜2mの距離を確保します。もし、物理的なバリア（カーテン、衝立など）がなければ、少なくとも2mの空間的な距離を呼吸器症状のある患者と他の患者や同伴家族の間に確保します。

Point
救急待合室では患者と患者の距離を保ち、病原体の伝播を防ぐ。

救急待合室には外傷の患者も待っています。その場合、創部から床に血液が滴り落ちることがあります。衣類に付着した血液が待合室の椅子などに付着してしまうこともあります。そのような環境への血液付着によって、他の患者や同伴家族が血液に曝露することがあるのです。したがって、血液が付着した環境表面は迅速に対応することが大切です。この場合、血液を拭き取ってから、次亜塩素酸ナトリウム溶液を用いて消毒します。

Point
救急待合室の床などに血液がこぼれたら、次亜塩素酸ナトリウム溶液を用いて消毒する。

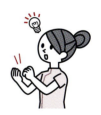

Column 次亜塩素酸ナトリウム溶液による2つの消毒法

床などの環境表面に血液がこぼれたとき、基本的には次亜塩素酸ナトリウム溶液を用いて消毒します。少量の血液であれば、そのまま、次亜塩素酸ナトリウム溶液にて消毒します（1ステップ法）。次亜塩素酸ナトリウム溶液は蛋白質の存在によって効果が低下するので、大量の血液であればペーパータオルによって血液を拭き去ってから、次亜塩素酸ナトリウム溶液を用いて消毒します（2ステップ法）。

救急待合室では数十分以上の待ち時間を要することがあります。多忙な時期（インフルエンザ流行期など）であれば1時間を越えて待つこともあります。そのため、待合室に子ども用玩具や雑誌などが置かれていることがあります。確かにこれらは待っている人の「暇つぶし」には有効かもしれませんが、感染対策においては重要な問題を含んでいます。

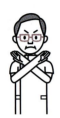

小児が救急待合室で玩具を共有することは心配なことです。病院の玩具は黄色ブドウ球菌［メチシリン耐性黄色ブドウ球菌（MRSA：Methicillin-Resistant *Staphylococcus aureus*）を含む］やシュードモナス属（*Pseudomoas* spp.）などに汚染されているからです[5,6]。インフルエンザの流行期にはウイルスのRNAが環境表面から検出され、検査すると50%が陽性となるという報告があります[7]。呼吸器ウイルスのRNAも小児診療所の待合室の玩具で検出されており、そのほとんどがピコルナウイルス科（ライノウイルスおよびエンテロウイルスを含む）であったという研究もあります[8]。子どもが玩具を口にすることによって、ロタウイルスが間接的に伝播することが示されています[3]。米国疾病管理予防センター（CDC：Centers for Disease Control and Prevention）は病院で玩具を共有することによって、RSウイルスのような呼吸器ウイルスや緑膿菌のような病原性細菌が伝播するかもしれないとしています[2]。このようなことから、救急待合室には玩具を置かないことが推奨されています[9]。

Point
救急待合室には玩具を置かない。

待合室の遊び場では小児が集まり、感染小児と感染していない小児が接触して、分泌物を共有することがあります[2]。カナダのケベック州では玩具の共有による感染症の伝播を避けるために、救急待合室には遊び場を設置しないことが推奨されています[9]。

Point
救急待合室には遊び場も設置しない。

　病院の待合室での雑誌やチラシの汚染に関するエビデンスはほとんどありません。しかし、様々な微生物が紙の上で生存できることが知られています。実際、ロタウイルスやアデノウイルスのようなウイルスは、紙などの様々な材料の上で長期間生存できることが示されています[10-12]。これらのウイルスは汚染表面から手を介して口、眼、鼻に付着して、ヒトに伝播します。雑誌は洗浄・消毒できないので、待合室には雑誌類を置かないことが推奨されています[9]。

Point
救急待合室には雑誌類を置かない。

　このように、救急待合室では環境から患者や同伴者への病原体の伝播を防ぐために、環境整備が徹底されなければならないのですが、徹底されていても、救急待合室で診察の順番を待つべきではない患者がいる、ということを強調したいと思います。当然のことながら、心筋梗塞や脳内出血のような患者は待つべきではなく、迅速な診察・治療が必要です。ここで強調したいのは、「待つことはできるけれども、救急待合室で待ってはならない患者」がいるということです。それは、結核、麻疹、水痘のような空気感染する感染症に罹患した患者です。このような患者は空気を介して同室者に病原体を伝播するからです。また、免疫不全患者も待合室で待つべきではありません。免疫不全患者がインフルエンザなどに罹患すると重症化する可能性があるからです。

Point
空気感染性疾患患者や免疫不全患者は救急待合室で待ってはならない。

❷ 救急外来診察室・救急救命室

　救急外来診察室や救急救命室では救急患者の診察および救命処置が行われています。救急車来院の重症患者は救急救命室にて迅速に診察・治療を受けます。独歩来院の患者はトリアージナースが対応し、緊急性がなければ救急外来診察室にて診察されますが、緊急性があると判断されれば、救急車来院の患者と同様に救急救命室にて治療を受けます。

　救急外来診察室や救急救命室では内科系疾患（感染症を含む）のみならず、交通事故などの外傷患者の診察・治療が行われています。そのため、環境表面には様々な病原体が付着しており、それらが患者や医療従事者に伝播する可能性があるのです。例えば、救急処置台に付着している患者の喀痰や血液などに医療従事者が触れれば、手指にインフルエンザウイルスやB型肝炎ウイルス（HBV：Hepatitis B Virus）などが付着するかもしれません。そのような汚染された手指で自分の眼や鼻の粘膜に触れれば感染することがあるのです。このような環境表面から医療従事者への病原体の伝播のみならず、患者から医療従事者に直接伝播することもあります。患者が咳やくしゃみをすることによって、飛沫感染や空気感染する病原体（インフルエンザウイルス、麻疹ウイルスなど）が飛散し、医療従事者の口や鼻から体内に侵入します。採血時などで血液が付着した針で針刺しをすれば、血液媒介病原体（HBVなど）に感染する可能性があります。このような状況を回避するために、環境整備を徹底し、個人防護具を適切に着用します。

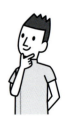

1 環境整備

　重症外傷患者の救命処置のときに、緊急時ということで、血液が付着した手袋を着用した手で機器（心電図モニターなど）のスイッチに触れることがあります。このような行為は感染対策を無視しているということではなく、緊急の状況で救命を優先するためにやむを得ないこともあるのです。それゆえ、救急外来診察室や救急救命室の「手指の高頻度接触面」には血液媒介病原体が付着している可能性があります。通常、環境表面は家庭用洗浄剤を用いた清掃でよいのですが、血液が付着しているときには次亜塩素酸ナトリウム溶液を用いて消毒します。

Point
救急外来診療室や救急救命室の機器のスイッチなどの「手指の高頻度接触面」には血液が付着している可能性がある。

Column　環境表面の洗浄と消毒について

　環境表面は健常な皮膚に触れることから、ノンクリティカルに分類されています。そのため、消毒薬による消毒は必要なく、洗浄剤を用いた清掃を行います。しかし、環境表面に血液や多剤耐性菌が付着している場合には次亜塩素酸ナトリウム溶液を用いて消毒することが適切です。ノロウイルスが付着した場合も同様です。
　一般病棟では血液、多剤耐性菌、ノロウイルスが日常的に環境表面に付着していることはありません。しかし、救急外来診察室や救急救命室では血液やノロウイルスが付着している危険性は高く、集中治療室では多剤耐性菌が付着していることがあります。そのため、次亜塩素酸ナトリウム溶液を用いた環境消毒が必要なことがあります。次亜塩素酸ナトリウム溶液は独特の臭いがあることから、ペルオキソー硫酸水素カリウム製剤が用いられることもあります。

床は日常的には手指が触れないことから、「手指の低頻度接触面」となります。そのため、頻回な清掃や消毒の必要はありません。しかし、救急外来の床には血液がこぼれることがあります。また、尿や下痢便が床に落下したり、ノロウイルス胃腸炎の患者が嘔吐物で床を汚染することもあります。そのため、床には様々な病原体（血液媒介病原体、ノロウイルスなど）が付着していると考えるべきです。このようなときにはペーパータオルで血液や嘔吐物を拭い去ってから、次亜塩素酸ナトリウム溶液を用いて消毒します。

> **Point**
> 床に嘔吐物や血液がこぼれたときにはペーパータオルで血液や嘔吐物を拭い去ってから、次亜塩素酸ナトリウム溶液を用いて消毒する。

　喀血などで受診した患者が実は肺結核であった、ということは十分にありうることです。喀血があれば肺に空洞がある可能性が高く、排菌量は相当なものであることが容易に推測されます。結核菌は空気感染する病原体であり、飛沫核に乗って空気中に浮遊します。同様に、麻疹や水痘に罹患した患者が救急外来に受診した場合にも、それらのウイルスが空気中に浮遊することになります。したがって、救急外来や救急救命室では常に十分な換気をします。結核、麻疹、水痘のように空気感染する病原体に感染していることがあらかじめ判明している患者は別室（できれば陰圧室）にて診療します。

> **Point**
> 救急外来や救急救命室では常に十分な換気をする。

> **Point**
> 空気感染する病原体に感染していることが判明している患者は別室（できれば陰圧室）に隔離して診療する。

救急外来診察室や救急救命室で診察を受けた後に、経過観察室で管理されることがあります。経過観察室では補液中の患者や治療経過の観察が必要な患者などが滞在しており、インフルエンザなどの呼吸器感染症に罹患していれば、同室している患者や同伴家族に伝播してしまいます。そのため、患者と患者の間の距離を2m以上確保するようにします。2mが確保できなければ、カーテンを用いた隔離をします。

> **Point**
> 経過観察室では患者から同室者に病原体が伝播しないように、2m以上の距離を確保するか、カーテンを用いて隔離する。

2 個人防護具

　飛沫感染する感染症（インフルエンザ、風疹、百日咳など）の患者を診察するときには、医療従事者はサージカルマスクを着用します。空気感染する感染症（結核、麻疹、水痘）の患者を診察するときには、N95マスクを着用します。これらの感染症を疑った時点でマスクを着用することが大切です。

> **Point**
> 飛沫感染する感染症の患者を診察するときには、サージカルマスクを着用する。空気感染する感染症の患者の診察のときには、N95マスクを着用する。

　水痘は特徴的な発疹から診断が容易であることや、家族内に水痘を発症した人がいる患者で発熱や発疹がみられれば、早期に疑うことができます。麻疹についても、麻疹患者に接触した人や、流行地域に居住している人での発熱で疑うことができます。結核は高齢者で多いことから、高齢者の肺炎で疑うことがあります。大切なことは、空気感染する感染症に対するアンテナを高くしておくことです。

> **P**oint
> 救急外来診療室や救急救命室では結核・麻疹・水痘などの空気感染性疾患についてのアンテナを高くしておく。

　重症の交通事故患者のように血液が大量に流出していたり、血胸や気胸などで挿管やトラッカーなどが必要な患者では、医療従事者が血液に曝露することがあります。このような場合、ガウン、マスク、ゴーグル（フェイスシールド）、手袋などの個人防護具を着用します。これは標準予防策としての対応です。

> **P**oint
> 血液飛散の可能性のある患者を診療するときには、ガウンなどの個人防護具を着用する。

Column　標準予防策と個人防護具

　感染経路別予防策では、病室に入室時に個人防護具を着用することになっています。接触予防策では、医療従事者が病室へ入室するときにガウンと手袋を着用します。飛沫予防策や空気予防策では、入室するときにサージカルマスクやN95マスクを着用します。一方、標準予防策では、医療従事者が「これからどのような医療行為を実施するのか？」「その医療行為によってどのような血液・体液曝露が発生しうるのか？」を予測し、その予測によって着用する個人防護具を決定します。例えば、血管穿刺では、手袋のみで十分ですが、挿管では、ガウン、マスク、ゴーグル（フェイスシールド）、手袋が必要となります。このように「実施する医療行為」と「発生しうる血液・体液曝露」を予測しなければならないので、標準予防策は大変難しい感染対策といえます。

③ 放射線診療（検査）室

　放射線診療（検査）室でも様々な病原体を持った患者が検査もしくは治療されています。そのため、環境表面が病原体に汚染されたり、検査担当者が患者の呼吸器飛沫や血液に曝露することがあります。ここでも環境整備が必要であり、個人防護具の適切な着用が求められます。

1 環境整備

　放射線診療（検査）室では胸部レントゲンやCTなどの検査のみならず、脳血管造影検査や心臓カテーテル検査などの出血を伴う検査も行われています。救急外来診察室や救急救命室と同様に、インフルエンザの患者や交通事故患者も入室します。そのため、環境表面が病原体によって汚染されることがあります。

　例えば、CT機器のガントリ（内部には管球と検出器が設置されている）やクレードル（寝台）の表面には患者の呼吸器飛沫などの体液が付着していることがあります。胸部レントゲンを撮影するときには胸をカセッテに密着させ、顎は顎乗せ台に乗せるようにしますが、この顎乗せ台にも気道分泌物などが付着することがあるのです。このようなところは家庭用洗浄剤を用いて清掃しますが、喀血などによって血液が付着した場合には、次亜塩素酸ナトリウム溶液を用いて消毒します。

> **Point**
> CT機器のガントリやクレードルの表面、胸部レントゲンの顎乗せ台などは定期的に清掃する。

　放射線診療（検査）室の床にも、血液やノロウイルス胃腸炎の患者の嘔吐物が飛散することがあります。この場合は拭き取ってから、次亜塩素酸ナトリウム溶液を用いて消毒します。

> **Point**
> 床に血液やノロウイルス胃腸炎の患者の嘔吐物が飛散した場合には、拭き取ってから、次亜塩素酸ナトリウム溶液を用いて消毒する。

2 個人防護具

　放射線技師は検査の条件設定などのために患者の近傍にて業務をすることが多く、飛沫や飛沫核を浴びたり、血液飛散を経験することもあります。そのため、患者の飛沫や血液に曝露することを防ぐ努力が必要です。特に、胸部レントゲン撮影では、患者に何らかの呼吸器症状がみられることがあるので要注意です。この場合、放射線技師はサージカルマスクを着用することが大切です。CTでは検査目的が明記されていることが多いので、それを参考にすることも有用です。

> **Point**
> 呼吸器感染症を疑う患者の撮影のときには、放射線技師はサージカルマスクを着用する。

脳血管造影検査や心臓カテーテル検査では、手術に準じた感染対策が必要となります。ここでは、患者の血液が流出したり、飛散したりするので、ガウン、サージカルマスク、ゴーグル（フェイスシールド）などを着用します。これらは適切に着脱し、使用後の手指衛生も忘れないようにします。

> **Point**
> 脳血管造影検査や心臓カテーテル検査では、手術に準じてガウン、手袋などを着用する。

❹ 集中治療室

　集中治療室では救急外来診療室や救急救命室に比較して、患者が滞在する期間が長くなります。そして、集中治療のために、医療従事者の手指が患者や周囲環境に頻繁に触れる環境でもあります。広域抗菌薬が頻用される区域であることから、多剤耐性菌によって環境表面が汚染されていることもあります。集中治療室では環境整備を徹底し、個人防護具を適切に着用することが大切です。

1 環境整備

　集中治療室の患者は重症なので、患者が機器のスイッチなどの環境表面に直接触れることはありません。しかし、医療従事者の手指は頻繁に触れています。医療従事者は患者をケアするときに患者の身体および周囲環境に頻繁に触れるので、その手指には患者が持っている病原体が付着しています。その手指で機器のスイッチなどに触れるのですから、集中治療室の「手指の高頻度接触面」には患者由来の病原体（MRSAなど）が付着しているのです。

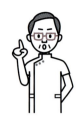
　集中治療室では多くの患者に抗菌薬が投与されているので、「抗菌薬による選択圧（抗菌薬を長期間にわたって投与することによって、抗菌薬に耐性を持つ菌のみが生き残ること）」がかかっています。そのため、耐性菌が増殖しやすい環境となっています。集中治療室で特に問題となる病原体はMRSAやアシネトバクター属（*Acinetobacter* spp.）などの耐性菌です。これらの病原体は乾燥した環境表面でも長期間生存できるからです。したがって、集中治療室の機器のスイッチなどの「手指の高頻度接触面」は洗浄剤を用いた拭き取りを行いますが、多剤耐性緑膿菌、多剤耐性アシネトバクター、バンコマイシン耐性腸球菌のような多剤耐性菌を保菌／発症している患者がいる場合には、次亜塩素酸ナトリウム溶液を用いて消毒します。

> **Point**
> 集中治療室の「手指の高頻度接触面」に多剤耐性菌が付着している可能性があれば、次亜塩素酸ナトリウム溶液を用いて消毒する。

　集中治療室では手洗いシンクが設置されており、床にこぼれた水で滑ることがないようにマットが置かれていることがあります。このような手洗いシンクやマットが濡れた状態で放置されると、緑膿菌などの湿気を好む病原体が生息する場となっています。そのため、集中治療室の手洗いシンクは定期的に水気を拭き取り、マットは乾燥させます。

> **Point**
> 集中治療室の手洗いシンクは定期的に水気を拭き取り、マットは乾燥させる。

2 個人防護具

　集中治療室においても、個人防護具の適切な使用が求められます。血液に触れる可能性があるときには手袋を着用し、インフルエンザのような飛沫感染する感染症に罹患した患者をケアするときにはサージカルマスクを着用します。このような個人防護具の着用は、医療従事者を患者が持つ病原体から守るためですが、患者を他の患者が持つ病原体から守ることも重要な感染対策です。同じガウンや手袋で複数の患者をケアすると、ガウンや手袋に付着している病原体が患者と患者の間を伝播してしまうからです。そのため、個人防護具は患者毎に交換することが大切です。

> **Point**
> 同一の個人防護具を着用して、複数の患者をケアしない。患者毎に個人防護具を交換する。

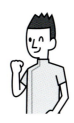

Reference

1) CDC : Severe acute respiratory syndrome--Taiwan, 2003.
   http://www.cdc.gov/mmwr/preview/mmwrhtml/mm5220a1.htm
2) CDC : 2007 Guideline for isolation precautions : Preventing transmission of infectious agents in healthcare settings.
   https://www.cdc.gov/infectioncontrol/pdf/guidelines/isolation-guidelines-H.pdf
3) Shook JE : Infection control in the emergency department. Semin Pediatr Infect Dis 6(4) : 265-272, 1995
4) Turnberg W, et al : Appraisal of recommended respiratory infection control practices in primary care and emergency department settings. Am J Infect Control 36(4) : 268-275, 2008
5) Avila-Aguero ML, et al : Toys in a pediatric hospital : Are they a bacterial source? Am J Infect Control 32(5) : 287-290, 2004
6) Desai R, et al : Survival and transmission of community-associated methicillin-resistant *Staphylococcus aureus* from fomites. Am J Infect Control 39(3) : 219-225, 2011
7) Boone SA, Gerba CP : The occurrence of influenza A virus on household and day care center fomites. J Infect 51(2) : 103-109, 2005
8) Pappas DE, et al : Respiratory viral RNA on toys in pediatric office waiting rooms. Pediatr Infect Dis J 29(2) : 102-104, 2010
9) Institut National De Santé Publique Du Québec : Infection prevention and control measures in the emergency department.
   https://www.inspq.qc.ca/sites/default/files/publications/1965_infection_prevention_control_emergency.pdf
10) Boone SA, Gerba CP : Significance of fomites in the spread of respiratory and enteric viral disease. Appl Environ Microbiol 73(6) : 1687-1696, 2007
11) Abad FX, et al : Survival of enteric viruses on environmental fomites. Appl Environ Microbiol 60(10) : 3704-3710, 1994
12) Abad FX, et al : Potential role of fomites in the vehicular transmission of human astroviruses. Appl Environ Microbiol 67(9) : 3904-3907, 2001

第2章

医療器材・機器の取り扱い

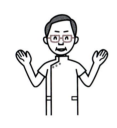

　救急医療では、尿道留置カテーテルや血管内カテーテルなどの器材、および内視鏡や超音波などの機器が用いられています。これらの器材や機器は極めて有用なのですが、不適切に用いることによって感染源となります。特に、救急救命室や集中治療室でケアされる患者は重症のことが多く、抵抗力が低下しているため、十分な対応が必要となります。本章では医療器材・機器の取り扱いについて感染対策の視点から解説します。

❶ 医療器材と感染対策

　救急医療においては様々な医療器材が用いられています。その中でも救急救命室や集中治療室で頻回に用いられているのが、尿道留置カテーテルおよび血管内カテーテルであり、人工呼吸器関連肺炎（VAP：Ventilator-Associated Pneumonia）を引き起こしている器材が呼吸器回路・気管内チューブです。

1 尿道留置カテーテル

　尿道留置カテーテルは尿道を通じて膀胱内に挿入して留置し、導尿システムに接続する導尿管です。救急救命室や集中治療室では尿道留置カテーテルが多く使用されていますが、必要もないのに留置されていることがあります。また、当初は使用する必要があっても、経過の中で抜去が可能になることがありますが、それにもかかわらず、カテーテルが留置され続けていることもあります。

> **Point**
> 尿道留置カテーテルが不適切に留置されたり、留置され続けていることがある。

　確かに、カテーテルが関連した尿路感染の罹患率と致死率は他の院内感染と比較して低いのですが、尿道留置カテーテルは使用頻度があまりにも高いため、感染症としての数は多いのです。実際、尿道留置カテーテルは挿入が容易であるため、不適切に使用されていることが多く見受けられます。例えば、「患者が失禁するから」などという理由です。カテーテルによる感染を減らすためには、カテーテルを不必要に使用しない努力が必要です。また、使用したとしても、カテーテルの留置期間を短縮することも重要な感染対策です。そのため、どのような患者に尿道留置カテーテルを使用すべきか、について理解しておく必要があります（**表1**)[1]。

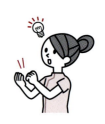

表1	尿道留置カテーテルを使用してもよい患者

❶ 急性の尿閉または膀胱出口部閉塞がある患者
❷ 重篤で尿量の正確な測定が必要な患者
❸ 特定の手術患者
　● 泌尿生殖器に隣接する構造で泌尿器科手術または他の手術を受ける患者
　● 長時間の手術が予想される患者
　● 術中に大量の点滴または利尿剤が投与されることが予想される患者
　● 尿量の術中モニタリングが必要な患者
❹ 尿失禁患者の仙椎部または会陰部の開放創の治癒を促す必要のある患者
❺ 長期に固定する必要がある患者
　（例：胸椎または腰椎が潜在的に不安定、骨盤骨折のような多発外傷）
❻ 必要に応じて終末期ケアの快適さを改善したい患者

（文献1より改変）

Point

尿道留置カテーテルは必要な患者に限定して使用する。

　尿道留置カテーテルが挿入された患者の感染率を少しでも低下させるために、カテーテルシステムも進化しています。カテーテルシステムには閉鎖式システムと開放式システムがありますが、最近は閉鎖式が好まれて使用されています。閉鎖式はカテーテルと導尿チューブの接続部があらかじめ接合されて、シール（閉鎖）されているシステムです。

　病原体の膀胱への侵入経路には「外腔面ルート：病原体が尿道粘膜とカテーテルの外腔面の間隙を尿道粘膜面に沿って膀胱に移動する」と「内腔面ルート：病原体が採尿バッグの尿排液口やカテーテルと導尿チューブの接続部からカテーテル内腔に侵入し、そこから膀胱に向かって移動する」の2つがありますが（図1）、閉鎖式システムは後者に対して有効です。実際、短期のカテーテル留置では開放式での感染率が100％であったものが、閉鎖式に切り替えることによって、25％未満まで減少したとする報告があります[2]。

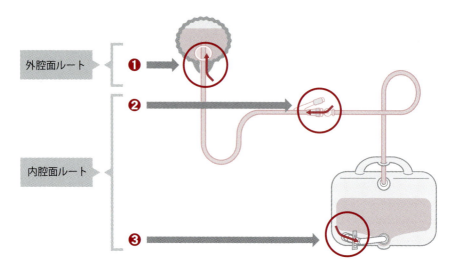

病原体の膀胱への侵入経路は、外腔面ルート（❶ カテーテルと尿道の隙間）と内腔面ルート（❷ カテーテルと導尿チューブの接続部、❸ 採尿バッグの排出口）の2ルートがある。
　❶では、病原体が尿道粘膜とカテーテルの外腔面の間隙を尿道粘膜面に沿って膀胱に移動する。
　❷・❸では、病原体が採尿バッグの尿排液口やカテーテルと導尿チューブの接続部からカテーテル内腔に浸入し、そこから膀胱に向かって移動する。

図1　膀胱への病原体の侵入経路

Point
感染対策として、尿道留置カテーテルは閉鎖式システムを用いる。

　閉鎖式システムを選択した場合は、その閉鎖性を維持しなければなりません。そのため、膀胱洗流をしない限り、カテーテルと導尿チューブを離さないようにします。閉鎖式システムでは、閉鎖性が破綻したり、接続が切断されたり、漏れが起きたりした場合は、無菌操作と滅菌器具を使って新規の器材と交換します。

Point
閉鎖式システムでは閉鎖性を維持する。

患者によっては、尿道留置カテーテル以外の排尿方法が利用できる場合があります。間欠導尿は一定時間毎に排尿させることを目的として、尿道を通じて膀胱にカテーテルを短時間挿入する方法です。間欠導尿が実施できるならば、尿道留置カテーテルよりも優先することが奨められます。

Point
間欠導尿が利用できる場合は利用する。

2 血管内カテーテル

血管内カテーテルは補液や輸血などを行ったり、薬剤を動静脈内に注入したりするために用いられています。血管内カテーテルには末梢静脈カテーテル、末梢動脈カテーテル、中心静脈カテーテル、臍帯カテーテル、肺動脈カテーテルなどがありますが、これらは挿入される血管のタイプ（末梢静脈、中心静脈、動脈）、予想留置期間［一時的または短期間（30日未満など）or 永久または長期間（30日以上など）］、挿入部位（鎖骨下静脈、大腿静脈、内頸静脈、末梢静脈）、皮膚から血管までの経路（皮下トンネル or 非皮下トンネル）、物理的長さ（長い or 短い）、カテーテルの特別な特徴（カフの有無、ルーメン数）などによってデザインされています。

これらの血管内カテーテルへの病原体の侵入経路には、次の4つがあります（図2)[3]。

❶ 挿入部位の病原体が皮下のカテーテル経路に侵入する。
❷ カテーテルまたはカテーテルハブが病原体によって直接的に汚染する。
❸ 別の感染病巣からカテーテルに病原体が血行性に播種する。
❹ 汚染した輸液からカテーテル内に病原体が侵入する。

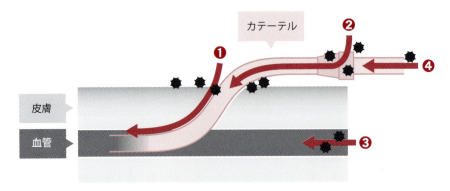

❶ 挿入部位の病原体が皮下のカテーテル経路に侵入する。
❷ カテーテルまたはカテーテルハブが病原体によって直接的に汚染する。
❸ 別の感染病巣からカテーテルに病原体が血行性に播種する。
❹ 汚染した輸液からカテーテル内に病原体が侵入する。

図2 血管内カテーテルへの病原体の侵入経路

（文献3より）

Point

血管内カテーテルには様々なタイプがあるが、カテーテル内への病原体の侵入経路は4つである。

　病院では末梢静脈カテーテルと中心静脈カテーテルが頻回に用いられていますが、ほとんどの重大なカテーテル由来血流感染は中心静脈カテーテルが挿入されている患者に発生しています[3]。そのため、中心静脈カテーテルを挿入するときにはマキシマル・バリアプリコーション（MBP：Maximal Barrier Precaution）を実施します。また、中心静脈カテーテルに由来した血流感染は外来患者や一般病棟の入院患者よりも集中治療室の患者の方が多いので、集中治療室では中心静脈カテーテルが挿入されている患者の感染対策を強化します。

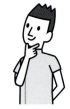

Point

中心静脈カテーテルを挿入するときには、マキシマル・バリアプリコーションを実施する。

Point

集中治療室の患者に中心静脈カテーテルが留置されている場合、重大なカテーテル由来血流感染が引き起こされる可能性がある。

このように、中心静脈カテーテルは血流感染を引き起こしやすいのですが、定期的に交換する必要はありません。定期的に交換してもカテーテル関連血流感染の発生率は低下しないからです。7日毎の交換と必要時の交換を比較した研究が2件ありますが、両研究とも「7日毎の計画的カテーテル交換」は「必要時の交換」に比較してカテーテル関連血流感染についての差がみられないことを示しています[4,5]。それゆえ、感染の頻度を減らす目的だけのために中心静脈カテーテルを「挿入後の日数が○○日経過した」などという理由で交換する必要はないのです。もちろん、不要となった血管内カテーテルは迅速に抜去します。

Column 「カテーテル由来血流感染」と「カテーテル関連血流感染」

「カテーテル由来血流感染」は臨床現場での定義であり、血流感染の原因がカテーテルであることが確認されなければなりません。例えば、カテーテルの先端の培養が血流分離菌と一致したなどです。サーベイランスの対象としては用いられません。一方、「カテーテル関連血流感染」は血流感染が発生する48時間前の時点で中心静脈カテーテルが挿入されており、血流感染が他の部位の感染とは関係しておらず、恐らく血管内カテーテルが原因であろうと推定される状況のことです。そのため、一部の血流感染は血管内カテーテル以外の感染源からの可能性があります。すなわち、血流感染が血管内カテーテルと実際に関係している場合に「由来」が用いられ、関係が連想される場合に「関連」が使用されます。

> **Point**
> 中心静脈カテーテルは定期的に交換する必要はない。臨床的な状況に応じて交換する。

　輸液セットの交換頻度については、72～96時間毎よりも頻回にならないように交換するのが、安全で費用対効果の高いことが明らかにされています。血液製剤や脂肪乳剤のような微生物の増殖を助長する液体が使われていなければ、輸液セットは最大7日間安全に使用できます。しかし、これらの液体が注入されたときは、輸液セットを交換します。血液製剤や脂肪乳剤の投与に用いられた輸液ラインは、点滴開始から24時間以内に交換します。プロポフォールの投与に使用した輸液ラインは、6時間または12時間毎に交換します。

> **Point**
> 輸液セットは、72～96時間毎よりも頻回にならないように交換するが、少なくとも7日毎には交換する。

　集中治療室では、輸液ラインの側管から薬剤を注入することが頻回に行われています。このとき、側管が汚染されていると、そこに付着している病原体が輸液ライン内に入り込みます。そのため、輸液ラインの側管から薬剤を注入するときには、注射器を結合する前にハブ（コネクター）の部分を適切に消毒します。この場合、軽く拭き取るだけでは不十分であり、アルコール綿でゴシゴシと拭き取ることが大切です。

> **Point**
> 輸液ラインの側管から薬剤を注入するときには、注射器を結合する前にハブ（コネクター）の部分をアルコール綿でゴシゴシと拭き取る。

血管内カテーテル挿入部が汚染されている場合は、挿入部の皮膚部分から病原体が血流に侵入してゆきます。その結果、カテーテル由来血流感染が引き起こされるのです。この場合、特に黄色ブドウ球菌［メチシリン耐性黄色ブドウ球菌（MRSA：Methicillin-Resistant *Staphylococcus aureus*）を含む］、コアグラーゼ陰性ブドウ球菌、緑膿菌が問題になることが多いことが知られています。したがって、血管内カテーテル挿入部の管理も大切であり、毎日の観察が必要です。もし、発赤がみられたときにはカテーテル抜去などの対応が必要となります。

Point

血管内カテーテル挿入部の管理は大切であり、発赤がみられたときにはカテーテル抜去などの対応を行う。

3 呼吸器回路・気管内チューブ

院内感染肺炎は尿路感染に続いて二番目に多く、主な危険因子は気管内挿管を必要とする人工呼吸器管理です。実際、人工呼吸器管理の患者は他の患者と比較して肺炎を発症する危険性が6〜21倍高く[6]、VAPは致死率が高いので十分な対応が必要です。

Point

人工呼吸器が装着されている患者では、肺炎を発症する危険性が極めて高い。

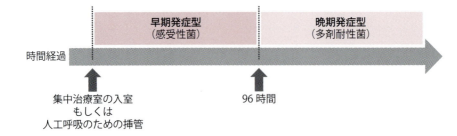

- 早期発症型（入院4日以内）：感受性菌であることが多く、予後が良い。
- 晩期発症型（入院5日以降）：多剤耐性菌が多く、致死率が高い。

図3 人工呼吸器関連肺炎の原因菌

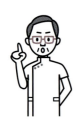

　VAPは患者が集中治療室に入室してから、もしくは、人工呼吸器管理のために挿管されてから、「96時間が経過したか否か」によって「早期発症型肺炎」と「晩期発症型肺炎」に分類されます（図3）[7]。集中治療室の環境は多剤耐性菌に汚染されています。そのような環境に短期間しか滞在していない患者の「早期発症型肺炎」では、原因菌は感受性菌［大腸菌、クレブシエラ属（*Klebsiella* spp.）、肺炎球菌など］のことが多く、長時間滞在した患者の「晩期発症型肺炎」では多剤耐性菌（緑膿菌、MRSAなど）が原因菌であることが多いのです。そのため、VAPのエンピリック治療を行うときには、「早期発症型肺炎」か「晩期発症型肺炎」かであることを参考にして、抗菌薬を決定します。ただし、早期発症型肺炎であっても、抗菌薬の投与歴があったり、入院の既往があれば多剤耐性菌が原因菌のことがあります。

Point

人工呼吸器関連肺炎は「早期発症型肺炎」と「晩期発症型肺炎」に分類される。前者は感受性菌が原因菌であることが多く、後者では多剤耐性菌が原因となっている。

口腔咽頭には様々な病原体が生息しています。挿管されている患者では気管内チューブがそれらによって汚染され、さらに、バイオフィルムが形成されます。そのため、人工呼吸器管理のために挿管されている患者では、口腔内の病原体が気管内チューブを経由し、肺まで到達することによって肺炎が引き起こされるのです。すなわち、口腔咽頭の病原体はVAPの原因菌となりうるので、口腔ケアなどの対策が必要となります。

　実際、口腔咽頭の保菌がVAP発生において重要であることが2件の研究によって示されています[8,9]。1件の研究では、VAPの原因菌が、最初は口腔咽頭から、その後は気管―気管支や胃から、といった順序で培養分離されました[8]。別の研究では、口腔―咽頭の選択的除染は行ったが、胃の選択的除染は同時に行わなかった人工呼吸器管理の患者では、そのような治療をまったく行わなかった患者に比較して、VAPの危険性が60％減少しました[9]。歯垢にみられる細菌の吸引が、肺炎の予防として重要であることを示した研究もあります[10]。

Point

口腔咽頭の病原体はVAPを引き起こす原因菌となる。

　一般的に、病原体が気道に入り込んでも、気道途中の繊毛上皮がそれらの病原体を異物として認識し、繊毛活動によって上に送られてゆき、喀痰として排出されます。しかし、気管内チューブが挿入されていると、気道途中の繊毛上皮による浄化作用を利用することができないので、病原体は一気に下気道に到達してしまいます。

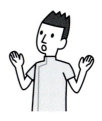

Point

挿管されている患者では、病原体は気管内チューブを経由して一気に下気道に到達する。

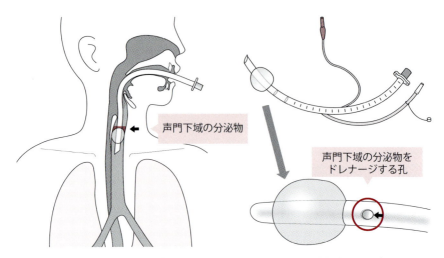

声門下域の分泌物を吸引できる「カフの上に背面ルーメンを付属した気管内チューブ」を用いて、声門下域の分泌物を1時間毎にドレナージするとVAPが減少する。抜管時にカフの空気を抜く前、またはチューブを動かす前には、カフの上の分泌液を確実に取り除くことが大切である。

図4　カフの上に背面ルーメンを付属した気管内チューブ

　気管内チューブのカフの上には、病原体を含んだ分泌物が貯留しています。これが下気道に流れ込むことによって、肺炎が引き起こされることがあります。そのため、カフの上の分泌物をドレナージすることは、VAPの予防では極めて重要です。臨床現場では、抜管する際にカフの空気を抜きますが、そのときには分泌物が流れ込まないようにドレナージします。また、気管内チューブを動かす際には、カフと気道粘膜の接着部分に隙間ができることがあり、このときにもカフの上の分泌物が下気道に流れ込むので、それを避けるためにもドレナージします。背面ルーメンを付属した気管内チューブで、カフの上の分泌物を吸引除去することが大切です（図4）。

> **Point**
> 挿管されている患者においては「声門の下かつ気管内チューブのカフの上に溜まっている分泌物」を除去することが大切である。

人工呼吸器を使用していると、呼吸器回路には結露が溜まってきます。これは単なる蒸留水ではなく、患者の気道に生息している様々な病原体が混入しています。また、人工呼吸器には加湿器が使用されることがあり、それによって結露がさらに生じやすくなり、湿気を好む病原体で汚染されることがあります。この場合、緑膿菌、セラチア属（*Serratia* spp.）、ステノトロフォモナス・マルトフィリア（*Stenotrophomonas maltophilia*）などの耐性菌が問題となります。

　人工呼吸器を取り扱うときは、呼吸器回路に溜まっている結露が、回路から気管内チューブに流れ込まないようにします。そして、人工呼吸器の加湿器を可能な限り使用せず、人工鼻を利用し、結露を防ぐことも大切です。結露に触れるときには手袋を着用します。

Point
呼吸器回路の結露には様々な病原体が混入している。そのため、結露が回路から気管内チューブに流れ込まないようにする。

❷ 医療機器と感染対策

　救急外来では内視鏡検査、超音波検査、放射線検査などが行われており、そこには様々な医療機器が設置されています。ここでは、内視鏡検査室、超音波検査室、放射線検査室について感染対策の視点から解説します。

1 内視鏡検査室

　内視鏡は管腔臓器（気管、消化管など）や体腔内（腹腔内など）を観察して診断・治療するために用いられる医療機器です。内視鏡の使用頻度は高まっていますが、その消毒や滅菌が不十分であったことによるアウトブレイクが発生しています。内視鏡関連の感染についての文献265件のレビューによると、消

化器内視鏡によって伝播した感染が281件、気管支鏡によって伝播した感染が96件報告されています[11]。臨床症状は無症状保菌から死亡まででした。消化器内視鏡による感染の原因菌として多くみられたのはサルモネラ属（*Salmonella* spp.）と緑膿菌であり、気管支鏡による感染の最も多い原因菌は結核菌、非結核性抗酸菌、緑膿菌でした。伝播した主な理由は、不十分な洗浄、不適切な消毒薬の選択、推奨される洗浄や消毒手順の非遵守、内視鏡デザインや内視鏡自動洗浄装置の欠点でした。

Point

消化器内視鏡や気管支鏡の洗浄や消毒が不十分であったことによって院内感染が発生している。

内視鏡は管腔臓器や体腔内へ挿入されるたびに、高いレベルで細菌に汚染されます。いくつかの研究によると、使用後の消化器内視鏡でみられる細菌数は$10^5 \sim 10^{10}$ CFU/mLであり、気管支鏡では6.4×10^4 CFU/mLでした。しかし、洗浄によって細菌汚染のレベルを1万分の1～100万分の1まで減少させることができます。逆に、2%グルタルアルデヒド浸漬（20分間）やエチレンオキシド滅菌をしても、器具が最初に適切に洗浄されない限り、消毒や滅菌は失敗するという報告もあります。したがって、内視鏡の滅菌や高水準消毒の前には、丁寧な洗浄が必要です。良好な洗浄を実施しなければ、消毒や滅菌の不成功につながり、アウトブレイクが発生するのです。

Point

消化器内視鏡や気管支鏡の消毒や滅菌の前には、十分な洗浄が必須である。

検査医および介助者は嘔吐物、唾液、血液などに曝露しないように個人防護具を着用します。この場合の個人防護具としてはガウン、マスク、ゴーグル（フェイスシールド）、手袋が使用されます。眼鏡はゴーグルの代替とはなりません。

Point
検査医および介助者は個人防護具を適切に着用する。

　内視鏡検査室のベッドや枕は嘔吐物、血液、洗浄水などによって容易に汚染されるので、防水性で洗浄や清拭しやすいものを使用します。シーツは紙製のものを使用し、患者毎に交換します。ベッドとその手すりは患者毎に消毒用エタノールを用いて清拭します[12]。

　内視鏡システムの設定ボタンや潤滑剤チューブなどは体液や血液で汚染された手で触れることが多いので、患者毎に消毒用エタノールを用いて清拭します。材質が傷むのであれば、石鹸や低水準消毒薬を使って拭き取ります[12]。

Point
内視鏡室のベッドや枕は防水性で洗浄や清拭しやすいものを用いる。そして、シーツは紙製のものを使用して、患者毎に交換する。

Column　環境表面の消毒とアルコール

　アルコールは臨床現場で最も頻用されている消毒薬です。具体的には、採血前の皮膚消毒、体温計の表面の消毒、アンプルバイアルや輸液ルートの接合部の消毒などに用いられています。すなわち、アルコールは生体および非生体のいずれにも使用できる消毒薬といえます。アルコールは即効性がありますが、揮発しやすいので広範囲の環境表面に使用することはできません。そのため、狭い範囲の環境表面に用いることになります。広範囲の環境表面を消毒するためには低水準消毒薬（ベンザルコニウム、クロルヘキシジンなど）が用いられます。

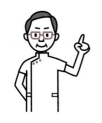
　内視鏡（消化器内視鏡や気管支鏡）を使用した後は、十分な換気ができる独立した洗浄・消毒室で再生処理を行います。また、再生処理の担当者は内視鏡の洗浄・消毒に用いる洗浄剤や消毒薬に曝露しないように、適切な個人防護具［ガウン、マスク、ゴーグル（フェイスシールド）、帽子、手袋］を着用します。洗浄・消毒室ではグルタラール、フタラール、過酢酸といった高水準消毒薬が用いられていますが、いずれの薬剤も蒸気での比重は空気より重いので、強制排気口は処理室の低い位置に設置します。もしくは洗浄装置のふたの付近に設置します。

Point
内視鏡の洗浄・消毒室では十分な換気を行う。洗浄・消毒作業の担当者は適切な個人防護具を着用して、洗浄剤や消毒薬に曝露しないようにする。

2 超音波検査室

　超音波検査では、超音波探触子を患者の皮膚へ直接的に接触させて検査を実施します。超音波探触子は「正常な皮膚に接触する器具」であることから、ノンクリティカル器具として分類されます。そのため、洗浄剤もしくは低水準消毒薬を用いて清拭します。しかし、実際には使用後の探触子から紙でゲル（超音波ゼリー）を拭き取るだけの場合が多く、中には拭き取らないこともあるのが現状です。そのため、適切な対応が求められています。

Point
超音波探触子はノンクリティカル器具であり、洗浄剤もしくは低水準消毒薬を用いて清拭する。

超音波探触子と皮膚の間に超音波を伝導させるためには、超音波ゼリーが必要となります。超音波ゼリーが病原体で汚染されることによって、アウトブレイクが引き起こされています。そのため、ゼリーの衛生管理は十分に行います。

Point
超音波探触子に用いた超音波ゼリーの衛生管理を適切に行う。

超音波機器のキーボードなどは検査者の手指が頻繁に触れるため、病原体により汚染される危険性が高いことが知られています。したがって、清拭や消毒などが適切に実施されなければなりません。ただ、超音波機器の特性上、頻回のアルコール消毒は機器の劣化を早める恐れがあるので注意します。

Point
超音波機器のキーボードなどは「手指の高頻度接触面」であるので、頻回に清拭や消毒を行う。

3 放射線検査室

患者と濃厚に接触することが多い放射線技師は、必要に応じて個人防護具を適切に着用します。患者用検査着やリネンについては「1患者1使用」とします。検査着やリネンを介しての病原体の伝播を防ぐためです。機器については、接触感染の危険性が高い患者ではカセッテやグリッドなどをビニール袋で覆ったり、CTやMRI装置の寝台に紙製のシーツを敷くなどで対応します。

Point
放射線技師は必要に応じて個人防護具を着用する。

Point

接触感染の危険性のある患者ではカセッテやグリッドなどはビニール袋で覆う。CTやMRI装置の寝台は紙製のシーツを敷く。

　放射線検査室でも、「手指の高頻度接触面」（ドアノブ、ハンドスイッチ、マウスなど）は洗浄剤もしくは低水準消毒薬を用いて、頻回に清掃します。「手指の低頻度接触面」については水平面（床など）であれば定期的に清掃しますが、肉眼的な汚染がみられればその都度の清掃とします。壁などの垂直面では肉眼的に汚れたときに清掃します。通常は家庭用洗浄剤を用いた清掃を行いますが、血液が付着した場合には次亜塩素酸ナトリウム溶液を用いて消毒します。

　X線防護プロテクタに汚染がみられれば、洗浄剤にて拭き取りますが、血液の汚染がみられた場合には次亜塩素酸ナトリウム溶液を用いて消毒します。壁に掛ける際には複数のプロテクタを重ねて掛けないようにします。

Point

放射線検査室においても、「手指の高頻度接触面」は頻回に清掃する。

　放射線検査室にはX線装置、ケーブル、走行レールなど複雑な構造の機器が多く、そこでみられる凹凸部分には埃が堆積しやすいので注意が必要です。したがって、脳血管造影検査や心臓カテーテル検査のような清潔操作が行われる機器は、特に念入りな清掃が必要です。

Point

放射線検査室で用いられている機器は構造が複雑なものが多く、埃が溜まりやすい。清潔操作が行われる機器であれば念入りに清掃する。

Reference

1) CDC：Guideline for prevention of catheter-associated urinary tract infections 2009.
   https://www.cdc.gov/infectioncontrol/pdf/guidelines/cauti-guidelines.pdf
2) Kunin CM, McCormack RC ： Prevention of catheter-induced urinary-tract infections by sterile closed drainage. N Engl J Med 274：1155-1162, 1966
3) CDC：Guidelines for the prevention of intravascular catheter-related infections, 2011.
   https://www.cdc.gov/infectioncontrol/pdf/guidelines/bsi-guidelines-H.pdf
4) Eyer S, et al：Catheter-related sepsis：prospective, randomized study of three methods of long-term catheter maintenance. Crit Care Med 18(10)：1073-1079, 1990
5) Uldall PR, et al：Changing subclavian haemodialysis cannulas to reduce infection. Lancet 1 (8234)：1373, 1981
6) Craven DE, et al ： Nosocomial infection and fatality in medical and surgical intensive care unit patients. Arch Intern Med 148 (5)：1161-1168, 1988
7) CDC：Guidelines for preventing health-care-associated pneumonia, 2003.
   https://www.cdc.gov/infectioncontrol/pdf/guidelines/healthcare-associated-pneumonia-H.pdf
8) Bonten MJ, et al：Selective digestive decontamination in patients in intensive care. J Antimicrob Chemother 46(3)：351-362, 2000
9) Bergmans DC, et al：Prevention of ventilator-associated pneumonia by oral decontamination：a prospective, randomised, double-blind, placebo-controlled study. Am J Respir Crit Care Med 164 (3)：382-388, 2001
10) Fourrier F, et al：Colonization of dental plaque：A source of nosocomial infections in intensive care unit patients. Crit Care Med 26(2)：301-308, 1998
11) Spach DH, et al ： Transmission of infection by gastrointestinal endoscopy and bronchoscopy. Ann Intern Med 118(2)：117-128, 1993
12) 日本環境感染学会・日本消化器内視鏡学会・日本消化器内視鏡技師会　消化器内視鏡の感染制御に関するマルチソサエティ実践ガイド作成委員会：消化器内視鏡の感染制御に関するマルチソサエティ実践ガイド.
    http://www.jgets.jp/CD_MSguide20130710.pdf

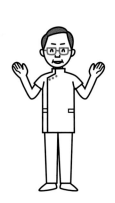

第3章

救急医療における感染症と感染経路

　救急医療では様々な感染症が問題となっています。それらを引き起こす病原体の感染経路を熟知し、それを遮断することが大切です。本章では空気感染、飛沫感染、接触感染する主な病原体について解説します。

❶ 空気予防策が必要な感染症

1 麻疹

　麻疹ウイルスは感染力の極めて強い空気感染性病原体です。上気道の粘膜などから侵入し、咽頭や肺の細胞で増殖します。そして、その領域のリンパ系組織に広がり、血流を介して全身に拡散してゆきます。10～12日間程度の潜伏期間の後に「カタル期」「発疹期」「回復期」と経過してゆきます（図5）。

> **Point**
> 麻疹には「カタル期」「発疹期」「回復期」がある。

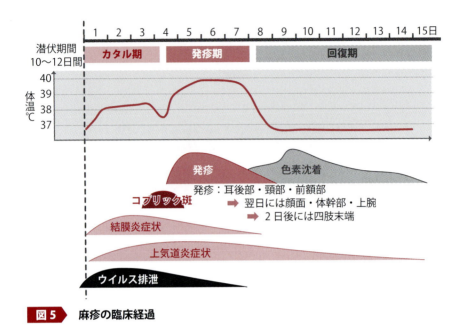

図5 麻疹の臨床経過

「カタル期」では38℃前後が2～4日間続き、上気道炎症状（咳嗽、鼻汁、くしゃみ）と結膜炎症状（結膜充血、眼脂、羞明）がみられます。コプリック斑が「発疹期」の1～2日前から発疹出現後2日目までみられます。コプリック斑は口内の臼歯の頬側における紅斑性背景の上の白色隆起であり、「赤い背景の上の塩粒」（Grains of Salt on a Red Background）などといわれています[1]。頬や唇の粘膜全体を覆うこともあります。

Point

「カタル期」では発熱と上気道炎症状がみられ、コプリック斑が観察される。

「発疹期」では二峰目の発熱とともに、耳後部・頸部・前額部より発疹が出現します。翌日には顔面・体幹部・上腕に拡大し、2日後には遠心性に拡大し

て四肢末端にまで発疹が及びます。発疹は5〜6日間持続して消褪します。発疹が全身に広がるまで、39.5℃以上の発熱が3〜4日間続き、カタル症状は一層強くなります。

> **Point**
> 「発疹期」では耳後部・頸部・前額部より発疹が出現し、その後、顔面・体幹部・上腕に拡大してゆく。

「回復期」に入ると解熱し、全身状態が改善します。発疹は色素沈着となりますが、僅かの粃糠様落屑（ひこうようらくせつ）がみられることもあります。この頃には、カタル症状も軽快します。

麻疹は合併症のないかぎり7〜10日後には回復します。稀に、重症気管支肺炎や脳炎を合併することがあり、その死亡率は先進国では1,000症例当たり約2人です（開発途上国では150人以上です）。

> **Point**
> 「回復期」では解熱し、全身状態は改善するが、稀に重症化する患者がいる。

麻疹は感染者から感受性のある人に飛沫感染によって伝播しますが、空気感染によっても伝播します。麻疹は感染力が極めて強いにもかかわらず、前徴期には他の疾患として誤診されていることがあります。

健康な人が麻疹に感染した場合にはウイルスの排出はカタル期（感染力はカタル期が最も強い）に始まり、発疹がみられてから3〜4日目まで続きます。第5発疹日以後（発疹の色素沈着以後）は検出されません。すなわち、麻疹の感染性期間（他の人に病原体を感染させることができる期間）はカタル期〜第

4発疹日までです。ただし、免疫不全患者が麻疹に感染すると長期間ウイルスを排出します。麻疹の患者は空気感染隔離室に入室させて空気予防策を実施します[2]。感染症法では、麻疹は5類全数報告疾患として、直ちに届け出なければなりません。学校保健安全法では、解熱した後3日を経過するまで出席停止とされています。

> **Point**
> 麻疹ウイルスは飛沫感染および空気感染にて伝播する。感染性期間はカタル期〜第4発疹日までである。

2 水痘と帯状疱疹

　水痘の病原体は水痘‐帯状疱疹ウイルスです。主な感染経路は空気感染ですが、接触感染することもあります。潜伏期間は約14〜16日間ですが、免疫不全患者では潜伏期間が短くなることがあります。逆に、水痘に曝露してから免疫グロブリンが投与された場合には潜伏期間は長くなります（曝露後28日まで）。

> **Point**
> 水痘は空気感染および接触感染で伝播する。

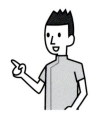

　成人では発疹出現の1〜2日前に発熱と全身倦怠感がみられますが、小児では発疹が初発症状であることが一般的です。発疹は全身性で掻痒感を伴い、紅斑、丘疹を経て短時間で水疱となり、痂皮化します。これらの発疹は、鼻咽頭、気道、膣などの粘膜にも出現することがあります。小児では倦怠感、掻痒感、38℃前後の発熱が2〜3日間続く程度ですが、成人では重症になることがあり、合併症の頻度も高いので注意を要します。

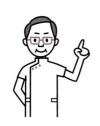
　水痘患者の感染性期間は発疹発現の1〜2日前から始まり、すべての水疱が痂皮化するまで（通常は発疹発現後4〜7日）です。しかし、水痘の潜伏期間に抗がん治療を受けた人では進行性水痘となり、長期間の感染力があります。進行性水痘では新しい水疱が7日を超えて発現します。これは免疫抑制によって、ウイルスの増殖が続くことによると考えられています。水痘の患者は空気予防策にて管理します[2]。

Point
水痘の感染性期間は「発疹発現の1〜2日前」から「すべての水疱が痂皮化するまで」である。

　感染症法では、水痘で24時間以上入院を必要とする患者（他疾患で入院中に水痘を発症し、かつ、水痘発症後24時間以上経過した例を含む）は5類全数報告疾患として、7日以内に届け出なければなりません。学校保健安全法では、すべての発疹が痂皮化するまで出席停止とされています。

　帯状疱疹の原因病原体も水痘 - 帯状疱疹ウイルスです。過去に水痘に罹患した人の神経節にウイルスが潜伏感染していて、細胞性免疫が低下したときに帯状疱疹となります。帯状疱疹は高齢者や抗がん治療によって抵抗力の低下した人で多くみられます。帯状疱疹の水疱部分を擦過したり引っ掻いたりすることによって、ウイルスがエアロゾル化して空気中に浮遊することがあります。そのため、帯状疱疹も水痘と同様に空気感染することがあります。ただし、水痘ほどの感染力はありません。

Point
帯状疱疹も空気感染することがあるが、水痘ほどの感染力はない。

健康な人での限局性病変の帯状疱疹は標準予防策で対応します。免疫不全患者では限局性病変であっても、空気予防策と接触予防策を実施します。播種性病変がみられる患者でも空気予防策と接触予防策が必要です[2]。

Point
健康な人での限局性病変の帯状疱疹は標準予防策で対応する。

Point
免疫不全患者では帯状疱疹が限局性であっても、空気予防策と接触予防策を実施する。

Point
播種性病変がみられる帯状疱疹の患者では、空気予防策と接触予防策を実施する。

3 結核

　結核菌は空気感染しますが、飛沫感染はしません[3]。結核患者の気道から排出された結核菌を含んだ飛沫核が近くにいるヒトの気道深く侵入し、肺胞内に達して感染します。例え、飛沫を吸い込んだとしても、飛沫は重いので気道の粘膜に付着してしまいます。そして、繊毛上皮によって喀痰として排出されるのです。

Point
結核は空気感染のみで伝播する。飛沫感染はしない。

肺結核患者に濃厚曝露した人すべてが肺結核になる、ということはありません。塗沫陽性の肺結核患者に濃厚曝露した場合には、30～40%の割合で潜在性結核感染（p71参照）になります。潜在性結核感染は無症状であり、胸部レントゲンも正常で感染力もありません。しかし、インターフェロンγ放出アッセイ（p71参照）やツベルクリン反応（ツ反）は陽性になります。

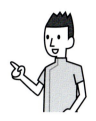

潜在性結核感染の人すべてが結核を発症することはありません。生涯で5～10%の人が発症する程度です（ただし、その半数が感染後2年以内に発症します）。

Point
塗沫陽性の肺結核患者に濃厚曝露した場合には30～40%の割合で潜在性結核感染となる。潜在性結核感染の人は生涯で5～10%の確率で結核を発症し、その半数が感染後2年以内に発症する。

結核菌に感染して、引き続き発病する結核を一次結核（胸膜炎、粟粒結核、髄膜炎など）と呼びます。初感染からかなりの年数を経た後に、静菌化していた結核菌が再び増殖して、発症するのが二次結核です。成人の結核のほとんどが二次結核であり、感染から発症までの期間は数年～数十年に及びます。骨髄や腎臓などの肺外臓器の結核病変は、初感染時に血行性に散布された不顕性の病巣からの再燃によるものです。

Point
結核には一次結核と二次結核があり、成人の結核のほとんどが二次結核である。

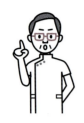
結核患者には「感染力のある結核」と「感染力のない結核」があります。空気中に感染性飛沫核を飛散することができる肺結核または喉頭結核の患者のみが結核菌を伝播することができるのです。リンパ節結核や腸管結核などの肺外結核の患者には感染力はありません。稀に、肺外結核がエアロゾルを産生するような医療処置（剖検、排膿している膿瘍の洗浄など）によって結核菌の伝播を引き起こすことがあります[3]。「感染力のある結核」の患者には空気予防策を実施します[2]。感染症法では、結核は2類感染症として直ちに届け出なければなりません。

Point

結核患者には「感染力のある結核」と「感染力のない結核」がある。前者には肺結核または喉頭結核、後者にはリンパ節結核や腸管結核などの肺外結核がある。

　感染力のある肺結核または喉頭結核の患者でも、治療によって感染力は著しく低下します。例えば、喀痰塗抹が陽性で空洞のある肺結核患者の喀痰内に生きている結核菌の濃度は、治療の最初の2日で10分の1に減少し[4]、14〜21日までに100分の1に減少します[5]。したがって、ほとんどの患者は抗結核薬（イソニアジド、リファンピシン、エタンブトール、ピラジナミドなど）による標準治療を2日ほど受ければ、感染力は診断時のレベルの平均10％になり、14〜21日の治療後は、感染力は治療前のレベルの平均1％未満となります。

Point

結核の感染力は抗結核薬によって著しく低下する。

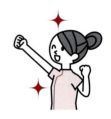

❷ 飛沫予防策が必要な感染症

1 インフルエンザ

　現在、流行しているインフルエンザウイルスの種類は、A型はインフルエンザ（H1N1）2009およびH3N2（香港型）、B型は山形系統およびビクトリア系統です。主に、A型が流行し、B型は流行期の終り頃に小規模に流行することが多いです。

　インフルエンザの潜伏期間は1～4日間（平均2日間）です。一般的に、インフルエンザ症状（発熱、倦怠感、食欲不振）は2～8日間かけて、ゆっくりと改善します。しかし、1週間以上も症状が継続することがあり、虚弱感や倦怠感が数週間も続く人もいます。乳幼児や高齢者、および免疫不全患者や重症な心臓疾患や肺疾患などのある患者では肺炎を合併することがあります。筋炎や脳炎などがみられることもごく稀にあります[6]。

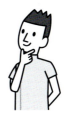

Point

> インフルエンザの潜伏期間は平均2日間であり、症状は2～8日間かけて改善する。

　インフルエンザは発熱や悪寒などの全身症状を呈しますが、ウイルスは気道でしか増殖しません。飛沫にはインフルエンザウイルスが含まれており、その量はインフルエンザ発症後24～48時間でピークに達します。インフルエンザの感染性期間は、成人では発症の1日前から発症後約5日であり、発症後の3日間が最も感染力が強いことが知られています。一方、小児では10日間以上も感染力を示すことがあり、重症の免疫不全患者では何週間～何ヶ月間もウイル

スを排出し続けることがあります[7]。インフルエンザウイルスの感染経路は飛沫感染なので、インフルエンザ患者には飛沫予防策を実施します[2]。学校保健安全法では、発症した後5日を経過し、かつ、解熱した後2日を経過するまで出席停止とされています。

> **Point**
> インフルエンザの感染性期間は、成人では発症の1日前から発症後約5日までである。ただし、小児では10日間以上も感染力を示すことがある。

通常、インフルエンザは飛沫感染しますが、接触感染によって伝播することがあります。インフルエンザウイルスは平滑な表面では24～48時間、紙や衣類のような粗い表面では8～12時間生き延び、これらの表面からヒトの手指に伝播することができます[8]。そして、その手指で鼻腔などの粘膜に触れることによって感染します。換気の悪い空間では、インフルエンザの空気感染も示唆されています[9]。したがって、インフルエンザ患者をケアした後の手指衛生や換気は重要な感染対策といえます。

> **Point**
> インフルエンザは飛沫感染するが、条件によっては接触感染や空気感染することがある。

2 風疹

風疹は風疹ウイルスによる感染症です。飛沫感染によってヒトからヒトに伝播します。風疹患者の口や鼻から飛び出す飛沫を吸い込むことによって、呼吸器の粘膜にウイルスが付着し、鼻咽頭やその近くのリンパ節で増殖します。曝露後5～7日でウイルスが全身に流れるようになります。潜伏期間は14～18日間程度です。

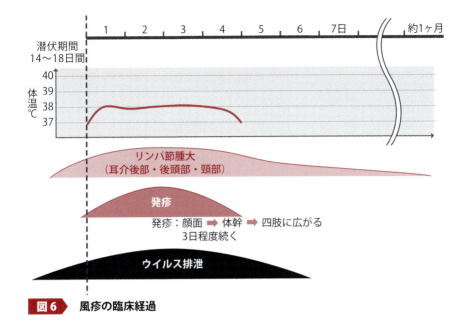

図6 風疹の臨床経過

　成人や年長児では発疹が出現する1〜5日前に前駆症状(微熱、倦怠感、耳介後部・後頭部・頸部などのリンパ節腫大、鼻汁など)がみられます。小児では前駆症状がみられることはほとんどなく、発疹から始まります。発疹は顔面にはじまり、足の方に下降してゆきます。発疹は3日程度続きます(図6)。

　風疹は症状が軽度のことが多く、約50%の感染者が無症状です。そのため、風疹に罹患したことがないと思っている人でも、感染の既往があることがあります。逆に、風疹の既往があると思っている人でも、感染したことがないことも多くみられます。したがって、風疹に罹患したことがあるという本人の記憶はほとんど当てになりません。

　風疹では関節痛や関節炎が問題となることがあります。成人女性の約70%で関節症状(指、手首、膝)がみられます。この症状は1ヶ月間続きます。

> **Point**
> 風疹は症状が軽度のことが多く、約50%の感染者が無症状である。成人女性では関節症状がみられることがある。

　風疹は飛沫感染するので、風疹の患者では発疹が始まってから7日目まで飛沫予防策を実施します[2]。感染症法では、風疹は5類全数報告疾患として、直ちに届け出なければなりません。学校保健安全法では、風疹の患者は発疹が消失するまで出席停止とされています。

> **Point**
> 風疹は飛沫感染するので、発疹が始まってから7日目まで飛沫予防策を実施する。

　風疹で問題となる合併症に「先天性風疹症候群」があります。これは妊娠中に風疹に罹患すると、ウイルスが胎盤を通過して胎児に感染し、障害を引き起こす状態です。感染した妊娠時期に大きく左右され、妊娠早期で感染すると約85%の胎児に障害が発生します。しかし、妊娠20週以降での感染であれば障害は稀となり、妊娠後期であれば危険性はありません。先天性風疹症候群の症状は聾(ろう)が最も多く、白内障、緑内障、網膜症、小眼症、心臓欠陥、小頭症や精神遅滞などがみられます。先天性風疹症候群の患者では、生後3ヶ月後の鼻咽頭と尿の培養が陰性とならなければ、1歳になるまで接触予防策を実施します[2]。感染症法では、先天性風疹症候群は5類全数報告疾患として、7日以内に届け出なければなりません。

> **Point**
> 妊娠早期に風疹に罹患すると、胎児が先天性風疹症候群を呈することがある。

3 ムンプス

　ムンプスは「おたふくかぜ」や「流行性耳下腺炎」とも呼ばれています。原因病原体はムンプスウイルスです。飛沫感染で伝播します。潜伏期間は2～3週間であり、片側あるいは両側の唾液腺の腫脹がみられます。唾液腺の腫脹は発症してから48時間以内にピークとなります。その他の症状としては、物を飲み込むときの嚥下痛や発熱があります。

　ムンプスは軽症であることがほとんどです。感染しても症状がまったくみられない人も多く、感染者の約30～35％で無症状といわれています。通常は1～2週間で症状は改善しますが、髄膜炎を合併することがあります。その他の合併症には睾丸炎、卵巣炎、難聴、膵炎などがあります。

Point

> ムンプスは軽症であることがほとんどであり、感染しても症状がまったくみられない人が多い。しかし、稀に髄膜炎や睾丸炎などの合併症を呈することがある。

　髄膜炎を合併した場合、そのほとんどは軽症です。髄膜炎を合併する割合は感染者の半数以上ともいわれていますが、その中には神経症状がみられる患者もいます。ムンプスで有名な合併症は睾丸炎です。これは思春期以降の男性患者の約20～30％でみられます。睾丸炎の症状は急な発熱（39～41℃）と厳しい睾丸痛です。ムンプスによる睾丸炎になった患者の約30～50％で睾丸の萎縮がみられますが、不妊症となることは稀です。女性では稀に卵巣炎を合併することもあります。膵炎は、おたふくかぜを発症してから1週間後にみられます。腹痛、吐き気、嘔吐といった症状がありますが、約1週間で改善します。

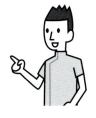

Point
ムンプスによる睾丸炎で不妊症となることは稀である。

ムンプスの感染性期間は症状発現の7日前から発症後5日目までです。そのため、ムンプス患者には発症後5日目まで飛沫予防策を実施します[2)]。学校保健安全法では、唾液腺の腫脹がみられてから5日が経過し、かつ全身状態が良好になるまで出席停止とされています。

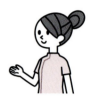

Point
ムンプス患者では発症後5日目まで飛沫予防策を実施する。

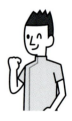

4 百日咳

　百日咳は百日咳菌による感染症であり、極めて感染力が強いことが知られています。乳幼児においては重症疾患を引き起こすことがありますが、ワクチンによってその罹患率および致死率が劇的に減少しました。

　百日咳は鼻汁、鼻閉、くしゃみ、軽い咳や発熱を伴う風邪のような症状で始まり、1～2週間後には激しい咳がみられるようになります。小児では「ゼーゼーした咳」「咳嗽後嘔吐」「チアノーゼや無呼吸」がよくみられ、何回も何回も、肺から空気を絞り出すまで咳をして、大きな"whooping（笛を吹いたよ

うな音)"を伴って息を吸い込むようになります。咳が数ヶ月間持続することもあります。幼児では悪化することが多く、生後1年未満の小児の半数以上は入院が必要となります。百日咳の小児の10人に1人は肺炎となり、50人に1人は痙攣を合併します。そして、250人に1人は脳障害を合併します。百日咳で死亡することもあります。

Point
生後1年未満の小児の半数以上は、百日咳に罹患すると入院が必要となる。

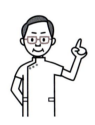

成人や青年では、ワクチンによって獲得された免疫が年月とともに低下し、百日咳菌に感染することがあります。しかし、免疫が残っているので、百日咳らしからぬ症状を呈します。この場合、軽症で数週間持続する長引く咳がみられます。また、肺炎、尿失禁、急性鼻副鼻腔炎がみられることもあります[10]。このような軽症であっても、百日咳菌は排出されているので、ワクチン未接種または免疫が不十分な乳幼児への感染源になっています。

Point
成人の百日咳は軽症であり、症状は数週間持続する長引く咳、尿失禁、急性鼻副鼻腔炎などのことがある。しかし、百日咳菌は排出している。

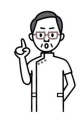

百日咳菌は飛沫感染して、ヒトからヒトへと伝播します。気道粘膜に百日咳菌が直接付着して感染します。百日咳菌は乾燥した粘液でも最大3日間は生き残ることができるので、感染性分泌物が手指に付いて、それが鼻粘膜に接触しても感染します。百日咳は飛沫感染しますが、空気感染することはありません[10]。したがって、百日咳の患者には飛沫予防策を実施します[2]。感染症法では、百日咳は5類全数報告疾患として、7日以内に届け出なければなりません。学校保健安全法では、特有の咳が消失するまで、または、5日間の適正な抗菌薬治療が終了するまで出席停止とされています。

Point
百日咳の患者では飛沫予防策を実施する。

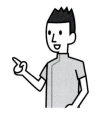

百日咳の感染力はかなり強力です。百日咳患者が免疫を持たない同居家族に接触した場合の感染率（曝露した人の中で何人が感染したかを示す割合）は約90%です。感染力が最も強いのがカタル期と早期痙咳期であり、未治療の患者（特に、幼児）は感染力を6週間以上保っています。一方、ワクチンの接種既往や感染の既往のある年長小児や成人では、感染性期間は21日未満です。百日咳の患者が発生した場合、家族、職場の同僚、学校の友人が感染源であることが多いことが知られています[11]。

Point
百日咳の患者が発生した場合、その感染源は家族、職場の同僚、学校の友人であることが多い。

③ 接触予防策が必要な感染症

1 疥癬

　疥癬は高齢者施設や長期療養型施設などでよくみられるヒゼンダニ（疥癬虫）による皮膚感染症であり、アウトブレイクが発生することもあります。ヒゼンダニは卵から3〜5日で孵化して幼虫となり、10〜14日で若虫を経て成虫となります。

　ヒゼンダニは人体から離れた場合には、温度25℃、湿度90％にて3日間、温度50℃以上では湿度に関係なく10分程度で死滅します。また、体温より低い温度では動きが鈍く、16℃ではほとんど動かなくなります。

Point
ヒゼンダニは人体から離れると死滅してゆく。

　疥癬の潜伏期間は、初めてヒゼンダニに感染した人では2〜6週間（最大2ヶ月間）です。過去に疥癬に罹患したことのある人では症状が曝露後早期（1〜4日間）にみられます[12]。

Point
疥癬の潜伏期間は初感染では2〜6週間（最大2ヶ月間）であるが、再感染では1〜4日間である。

　最も頻度の高い症状は掻痒感と発疹であり、それらはヒゼンダニの蛋白質や糞へのアレルギー反応によるものです。特に夜間に厳しい掻痒感がみられることがあり、丘疹様発疹も観察されます。これらは全身にみられますが、特に、

指間部、手首、肘、腋窩、ペニス、乳頭、腰、殿部、肩甲骨部分で多くみられます。幼児や年少小児では頭部、顔面、首、手掌、足底にもみられることがありますが、成人や年長小児ではほとんどみられません[12]。

Point
疥癬の症状はヒゼンダニの蛋白質や糞へのアレルギー反応である。

　ヒゼンダニはときどき、皮膚にトンネルを形成することがあります。これは皮膚の表面直下にメスのヒゼンダニがトンネルを作ることによります。このトンネルは、皮膚表面からやや盛り上がった灰白色、または皮膚色の蛇行状の線にみえます。ヒゼンダニの数は少ないことが多いので（1人当たり10〜15匹）、実際にはこれらのトンネルを見付けるのは困難です。疥癬トンネルは指間の水かき部分、手首、肘、膝の皮膚ひだ、ペニス、胸、肩甲骨にみられます[12]。

Point
疥癬では疥癬トンネルが有名であるが、ヒゼンダニの数が少ないので、これらのトンネルを見付けるのは難しい。

　掻痒感が激しい場合、患者は皮膚を強く引っ掻くので、引っ掻き傷が発生します。そして、この創傷部位に黄色ブドウ球菌やA群溶血性連鎖球菌が感染することがあります。ときどき、細菌性皮膚感染によってA群溶血性連鎖球菌感染後糸球体腎炎が引き起こされます[12]。

Point
疥癬では皮膚病変を強く引っ掻くことによって、創傷が発生して、感染症を合併することがある。

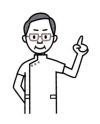

「角化型疥癬」は重症型の疥癬であり、高齢者、免疫不全患者、搔痒感を感じることができないとか引っ搔くことができないような状況の患者（脊髄損傷、麻痺、感覚喪失、精神衰弱など）にみられることがあります。水疱や皮膚の上の痂皮（多数のヒゼンダニを含んでいる）が特徴です。患者は免疫状態や神経学的状況に変化があるため、搔痒感のないことがあります。多数のヒゼンダニ（最大200万匹）に感染しているので、感染力が極めて強いのです。しかし、角化型疥癬のヒゼンダニが通常疥癬でのヒゼンダニよりも病原性が強いということはありません[12]。

疥癬は感染者との直接かつ長時間の皮膚と皮膚の接触で伝播します。そのため、標準予防策で対応します。一方、角化型疥癬は短時間の皮膚と皮膚の接触でヒゼンダニを伝播させます。感染者が用いたベッド、衣類、家具を介しても伝播することがあります[12]。そのため、角化型疥癬には接触予防策を実施します[13]。

Point

通常、疥癬は標準予防策で対応するが、角化型疥癬は感染力が極めて強いので接触予防策を実施する。

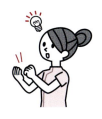

Reference

1) Bernstein DI, Schiff GM：Measles：In：Infectious Diseases, Gorbach SL, Bartlett JG, Blacklow NR (Eds), WB Saunders, Philadelphia,1998, p1296
2) CDC：2007 Guideline for isolation precautions：Preventing transmission of infectious agents in healthcare settings.
   https://www.cdc.gov/infectioncontrol/pdf/guidelines/isolation-guidelines-H.pdf
3) CDC：Guidelines for preventing the transmission of *Mycobacterium tuberculosis* in health-care settings, 2005.
   http://www.cdc.gov/mmwr/PDF/rr/rr5417.pdf
4) Jindani A, et al：The early bactericidal activity of drugs in patients with pulmonary tuberculosis. Am Rev Respir Dis 121(6)：939-949, 1980
5) Jindani A, et al：Bactericidal and sterilizing activities of antituberculosis drugs during the first 14 days. Am J Respir Crit Care Med 167(10)：1348-1354, 2003
6) Munoz FM, et al：Influenza A virus outbreak in a neonatal intensive care unit. Pediatr Infect Dis J 18(9)：811-815, 1999
7) CDC：Seasonal flu：Clinical description & Lab diagnosis of influenza.
   http://www.cdc.gov/flu/professionals/diagnosis/
8) Bean B, et al：Survival of influenza viruses on environmental surfaces. J Infect Dis 146(1)：47-51, 1982
9) Moser MR, et al：An outbreak of influenza aboard a commercial airliner. Am J Epidemiol 110(1)：1-6, 1979
10) CDC：Guidelines for preventing health-care-associated pneumonia, 2003.
    https://www.cdc.gov/infectioncontrol/pdf/guidelines/healthcare-associated-pneumonia-H.pdf
11) CDC：Prevention of pertussis, tetanus, and diphtheria among pregnant and postpartum women and their infants.
    http://www.cdc.gov/mmwr/PDF/rr/rr5704.pdf
12) CDC：Scabies.
    http://www.cdc.gov/scabies/
13) 日本皮膚科学会疥癬診療ガイドライン策定委員会：疥癬診療ガイドライン（第3版）.
    https://www.dermatol.or.jp/uploads/uploads/files/guideline/kaisenguideline.pdf

第4章

隔離を要する感染症と感染対策

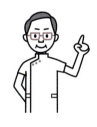

　隔離を要する感染症には様々なものがあります。患者が救急外来に到着する前に、それらの感染症に罹患していることが把握されていることもありますが、胸部レントゲンやCTなどによって、はじめて感染症が判明することもあります。前者では、診療所や他病院から紹介されたときに、前もって「隔離を要する感染症が疑われる」との連絡が入っているというパターンです。この場合には、病院の入り口から隔離室に直接入室してもらい診察することになります。後者では、呼吸苦で救急搬送され、挿管後にCTを撮影したところ、結核が疑われたというパターンです。この場合には、医療従事者は結核菌に曝露しています。

　事前把握されていれば、医療従事者への曝露を避けることができますが、事後把握（持ち込みに後で気付いた）の場合は医療従事者への曝露が発生しているので、曝露後の対応が必要となります。本章では隔離を要する感染症が"事前把握されている場合"と"事後把握となった場合"の対処法について解説します。

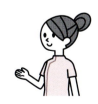

1 結核

1 事前把握

　結核の診断のもとに、他院にて個室隔離されていた患者の呼吸状態が急に悪化したため救急搬送となった場合には、結核に罹患していることが事前に把握されています。この場合、医療従事者はN95マスクを着用して、救急処置を行います。患者は空気感染隔離室に入院となります。結核患者に対して空気予防策が適切に実施されていれば、医療従事者に曝露後対策を行う必要はありません。

> **Point**
> 結核患者を事前把握している場合には空気予防策を実施する。そのような状況では曝露後対策は必要ない。

2 事後把握

　誤嚥性肺炎のような症状にて救急外来診察室で診察された患者に、肺結核を強く疑うCT所見（空洞など）がみられた場合には、事後把握されたことになります。このとき、診療した医療従事者はN95マスクを着用していなければ、結核菌に曝露したことになります。結核菌に感染するには感染性結核患者（肺結核や喉頭結核）と長時間の空気の共有が必要となりますが、患者に挿管した場合には、「医療従事者が感染性結核患者に至近距離で医療処置を実施した」「挿管によって、患者の咳が誘導されて喀痰を浴びた」という状況が生み出されます。このような場合には、結核患者と会話したなどという状況と比較して、結核菌に曝露した可能性が相当高くなります。そのために曝露後対策が必要となります。曝露後1～2ヶ月以内にインターフェロンγ放出アッセイ（IGRA：Interferon Gamma Release Assay）を実施してコントロールデータを確保し、

曝露後3ヶ月で再度IGRAを実施して比較します。もし、陽転化したならば、イソニアジドによる「潜在性結核感染の治療」を実施します。

> **Point**
> 結核患者を事後把握した場合には迅速に空気予防策を開始する。この場合、患者の医療処置を実施した医療従事者は結核菌に曝露しているので曝露後対策を実施する。

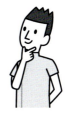

Column　インターフェロンγ放出アッセイ

結核感染の診断法としてインターフェロンγ放出アッセイ（IGRA：Interferon Gamma Release Assay）が行われています。この検査法には、全血を用いるクォンティフェロン®TB（QFT）と精製リンパ球を用いるT-SPOT®.TBの2種類があります。前者はIFN-γ産生そのものを測定し、後者はIFN-γ産生細胞数を測定しています。これらはツベルクリン反応とは異なり、BCGや非結核性抗酸菌の影響を受けません。

Column　潜在性結核感染の治療

結核患者への曝露から結核発症までの過程は「結核患者への曝露→潜在性結核感染」「潜在性結核感染→結核発症」の2段階に分けられます。「潜在性結核感染の治療」は後者を遮断するための治療です。すなわち、結核患者に曝露した人が結核菌に感染するのを防ぐために行われるのではなく、結核菌に感染してしまった人が結核を発症することを防ぐために実施されます。この目的を正確に示すために、「予防治療」や「化学予防」よりも「潜在性結核感染の治療」という言葉が用いられるようになりました。

❷ 麻疹・水痘・風疹・ムンプス

1 事前把握

　麻疹や水痘の患者の同居家族（同胞など）に、それらの感染症を疑わせる症状がみられたということで受診希望があった場合には、事前把握されていることになります。麻疹や水痘が疑われる患者は空気感染隔離室に入室してもらい、医療従事者はN95マスクを着用します。風疹とムンプスの場合には一般個室で診療し、医療従事者はサージカルマスクを着用します。このように事前把握していれば、診療による病原体の曝露はないため、医療従事者に曝露後対策を行う必要はありません。

> **Point**
> 麻疹や水痘の患者を事前把握した場合には空気予防策を実施する。風疹やムンプスの場合は飛沫予防策を実施する。それらが適切に実施されていれば曝露後対策は必要ない。

2 事後把握

　蕁麻疹かもしれないとのことで受診した患者が実は麻疹であったとか、発熱で受診した患者に翌日から水疱が多発して水痘が判明した、という場合には事後把握となります。このようなとき、医療従事者は病原体に曝露しています。これらの病原体に対する抗体を十分に持っていれば感染することはありませんが、抗体価が不十分であった場合には曝露後対策が必要です。曝露した医療従事者は経過観察します。麻疹もしくは水痘ウイルスに曝露した場合には、曝露後3日以内にワクチンを接種することが有効です[1,2]。

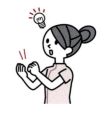

> **Point**
> 麻疹や水痘ウイルスに曝露した場合には、曝露後3日以内にワクチンを接種する。

❸ インフルエンザ

1 事前把握

　インフルエンザの流行期に、高熱や咳嗽がみられる患者が来院した場合には、診療前にインフルエンザを疑うことができます。これは事前把握ができていることになります。患者を個室にて診察し、医療従事者はサージカルマスクを着用します。また、患者には咳エチケットを遵守してもらいます。鼻腔から検体を採ったり、喀痰の吸引が必要であったり、患者の呼吸器飛沫を顔面に浴びる危険性がある状況では、ゴーグル（フェイスシールド）を着用します。このように個人防護具がしっかりと用いられていれば、患者に濃厚に接触しても、曝露後対策としてのノイラミニダーゼ阻害薬の予防内服は必要ありません。

> **Point**
> インフルエンザの患者を事前把握した場合には飛沫予防策を実施する。それらが適切に実施されていれば、ノイラミニダーゼ阻害薬の予防内服は必要ない。

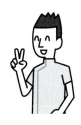

2 事後把握

インフルエンザの流行前や流行が過ぎ去った頃に、高齢者が誤嚥性肺炎による呼吸困難として救急搬送され、濃厚な処置をしてから一般病棟に入院し、そこで念のために実施したインフルエンザ迅速検査が陽性であった場合には、事後把握となります。このようなとき、救急外来で患者を診療していた医療従事者は、サージカルマスクやフェイスシールドを着用していないことがあります。個人防護具が適切に用いられていない状況で、インフルエンザ患者に濃厚接触した場合には、インフルエンザを発症する危険性があります。このような場合には曝露後対策として、ノイラミニダーゼ阻害薬の予防内服を検討します。これは医療従事者がインフルエンザワクチンの接種既往があるか否かには関係ありません。接種既往があったとしても、予防内服が必要となります。

Point

インフルエンザ患者を事後把握した場合には迅速に飛沫予防策を実施する。そして、インフルエンザ患者に濃厚曝露した医療従事者は、ノイラミニダーゼ阻害薬の予防内服をする。

4 輸入感染症

1 事前把握

マラリア、デング熱、チフスなどが診断された患者が意識障害、厳しい脱水などで他院から救急搬送されることがあります。この場合には事前把握されています。これらの輸入感染症のほとんどは標準予防策にて対応できますが、髄膜炎菌感染症では標準予防策に加えて、飛沫予防策が必要です（表2）。髄膜炎菌は髄膜炎や敗血症を呈することがあり、これを侵襲性髄膜炎菌感染症といいます。この髄膜炎は他の病原体による髄膜炎と比べて別格の危険性がありま

表2　主な輸入感染症と感染対策

輸入感染症		感染対策			
胃腸炎	コレラ	標準予防策	—	—	—
	チフス	標準予防策	—	—	—
	細菌性赤痢	標準予防策	—	—	—
	ジアルジア症	標準予防策	—	—	—
	回虫症	標準予防策	—	—	—
	狂犬病	標準予防策	—	—	—
	蟯虫症	標準予防策	—	—	—
	鉤虫症	標準予防策	—	—	—
	コクシジオイデス症	標準予防策	—	—	—
	住血吸虫症	標準予防策	—	—	—
	条虫症	標準予防策	—	—	—
	髄膜炎菌感染症	標準予防策	飛沫予防策	—	—
	節足動物媒介ウイルス性脳炎およびウイルス熱（ウエストナイル熱・脳炎、デング熱、黄熱、コロラドダニ熱）	標準予防策	—	—	—
	ブラストミセス症	標準予防策	—	—	—
	ブルセラ症	標準予防策	—	—	—
ペスト	腺ペスト	標準予防策	—	—	—
	肺ペスト	標準予防策	飛沫予防策	—	—
	マラリア	標準予防策	—	—	—
	ライム病	標準予防策	—	—	—
	ウイルス性出血熱（ラッサ熱、エボラ出血熱、マールブルグ出血熱、クリミア‐コンゴ出血熱）	標準予防策	飛沫予防策	接触予防策	空気予防策

す。通常、ウイルス性、細菌性、真菌性による髄膜炎の原因病原体が医療従事者に感染することはありませんが、髄膜炎菌の場合は医療従事者に感染して、重篤な合併症を引き起こすことがあります。そのため、事前把握した場合には、飛沫予防策を確実に実施します。同様に、肺ペストでは飛沫予防策、ウイルス性出血熱（エボラ出血熱など）では飛沫予防策＋接触予防策＋空気予防策を標準予防策に加えて実施します。

> **Point**
> 輸入感染症のほとんどは標準予防策で対応するが、髄膜炎菌感染症では飛沫予防策を徹底する。

2 事後把握

輸入感染症のほとんどは標準予防策にて対応することになりますので、診察時のガウンテクニックや手袋は必ずしも必要ではありません。ただし、採血するときや、患者が咳をしているといった状況であればサージカルマスクや手袋を着用します。

輸入感染症を事前把握していなかったときに問題となるのは髄膜炎菌感染症です。髄膜炎菌感染症は飛沫感染します。そのため、サージカルマスクを着用せずに診療した場合には感染する可能性があります。そして、感染すれば重篤な状態となります。そのようなことを回避するために、髄膜炎菌に曝露した場合には「シプロフロキサシン500mgを単回（経口）」もしくは「リファンピシン600mgを1日2回（経口）×2日間」の予防内服をします[3]。

> **Point**
> 髄膜炎菌感染症に曝露した場合には予防内服を実施し、十分な経過観察を行う。

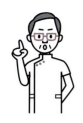
　マラリア患者の採血時に医療従事者が針刺しをした場合には、感染する可能性があります。特に、熱帯熱マラリアの場合は医療従事者の生命が危うくなります。そのため、針刺し後は十分な経過観察を行い、発熱がみられたときには迅速にマラリア検査を実施します。万一、感染した場合には抗マラリア薬による治療を行います。これは事前把握や事後把握に関係なく、針刺しによるマラリア曝露をした場合には必ず行わなければならない対応です。

Point
マラリア患者の血液が付着した針などで針刺しをした場合には、十分な経過観察を行う。

Reference
1) CDC：Prevention of varicella：Recommendations of the Advisory Committee on Immunization Practices（ACIP）．
https://www.cdc.gov/mmwr/PDF/rr/rr5604.pdf
2) CDC：Measles（Rubeola）：For healthcare professionals．
https://www.cdc.gov/measles/hcp/index.html
3) 国立感染症研究所：髄膜炎菌感染者の接触者に対する予防内服について．
https://www.niid.go.jp/niid/ja/iasr-sp/2258-related-articles/related-articles-406/4147-dj4064.html

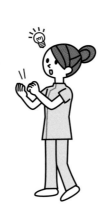

第5章

救急医療に関わりのある耐性菌

　救急医療の分野でも多剤耐性菌が問題となることがあります。市中感染型メチシリン耐性黄色ブドウ球菌による蜂窩織炎、基質特異性拡張型βラクタマーゼ産生菌による尿路感染症、βラクタマーゼ非産生アンピシリン耐性インフルエンザ菌による肺炎などで患者が受診することがあります。また、集中治療室では広域抗菌薬が頻回に投与され、かつ、医療従事者の手指が患者へ頻繁に接触していることから、多剤耐性菌が蔓延する可能性が高い環境でもあります。本章では市中感染および院内感染で問題となっている多剤耐性菌について解説します。

1 メチシリン耐性黄色ブドウ球菌 (MRSA：Methicillin-Resistant *Staphylococcus aureus*)

　MRSAには「院内感染型MRSA」と「市中感染型MRSA」があります。これらは臨床的、疫学的に異なる耐性菌と考えるべきです。「院内感染型MRSA」は、病院内において医療従事者の手指を介して患者から患者に伝播します。手術患者や中心静脈カテーテルの挿入患者などの脆弱な患者で感染症（菌血症や人工

呼吸器関連肺炎など）を引き起こしますが、健康な人では感染症を引き起こしません。一方「市中感染型 MRSA」は、レスリングなどでの皮膚と皮膚の接触や、衣類の共有などを介して伝播します。通常、健康な成人や小児において皮膚・軟部組織感染などの感染症を引き起こします。稀に、壊死性筋膜炎、重症骨髄炎、敗血症などの重症感染症を引き起こすこともあります[1]。

Point

MRSA は院内感染型と市中感染型がある。両者は臨床的、疫学的、細菌学的に異なる。

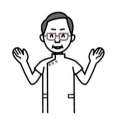

病院での MRSA の感染経路は医療従事者や患者などの手指です。特に、集中治療室のような重症患者が多数入院している区域では、厳重な MRSA 対策が必要となります。このような区域では医療従事者の手指が患者へ頻繁に触れるため、MRSA が容易に伝播する状況になっているからです。実際、集中治療室において、新しい患者が MRSA を獲得する最も重要な要因は、集中治療室での保菌者の割合であることが確認されています[2]。また、集中治療室では「判別・隔離されていない患者」からの MRSA 伝播の頻度は「判別・隔離された患者」の38倍であったという報告もあります[2]。このようなことから、保菌者の判別のための積極的監視培養（入室時および隔週など）を実施している医療施設が多いのです。

Point

集中治療室では医療従事者の手指が患者へ頻繁に触れるので、MRSA が容易に伝播する環境である。そのため、積極的監視培養を実施している医療施設が多い。

したがって、MRSA対策として、手指衛生が最も重要な対策といえます。MRSA感染者（保菌者も発症者も含める）は標準予防策で対応しますが、患者に臨床的または疫学的な問題がある場合には、接触予防策も適用します。臨床的というのは、喀痰に大量のMRSAがみられる患者が頻回の咳をして、周囲にMRSAを撒き散らしている場合や、創部からMRSAを含む膿が大量に排出されていて、ガーゼで覆うことができない場合などです。疫学的というのは、MRSA感染者が大部屋などで隣の患者にMRSAを感染させてしまった場合などです。接触予防策では患者を個室に入室させて、入室時にはガウンおよび手袋を着用しますが、患者が複数いる場合には同じ病原体を持っている患者を同室させても構いません（コホート）。

Point
MRSA感染者は標準予防策で対応するが、状況によっては接触予防策を加える。

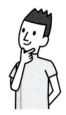

Column　*mecA* 耐性遺伝子

　βラクタム系はペニシリン結合蛋白質（PBP：Penicillin Binding Protein）に作用して殺菌効果を示します。βラクタム系がPBPに結合すると、細胞壁の合成が阻害され、増殖できなくなるからです。メチシリン感受性黄色ブドウ球菌（MSSA：Methicillin-Susceptible *Staphylococcus aureus*）は4種類のPBP（PBP1〜4）を作っています。これらのPBPはβラクタム系と強く結合するので、βラクタム系の投与によって、MSSAの増殖は止まります。しかし、MRSAはPBP1〜4に加えて、PBP-2aを産生します。PBP-2aはβラクタム系に親和性が低いので、βラクタム系が投与されても、細胞壁の合成を継続できます。このPBP-2aをコードする遺伝子が*mecA*遺伝子です。

② 多剤耐性アシネトバクター（MDRA：Multiple Drug-Resistant *Acinetobacter*）

　アシネトバクター属（*Acinetobacter* spp.）は土壌や河川水など、自然環境に広く生息しています。ヒトの腸管，呼吸器，皮膚などでも常在菌として生息しています。多くの抗菌薬に耐性なので、広域抗菌薬が長期間投与されると、菌交代現象として検出されるようになります。しかし、日和見病原体なので健康な成人や小児では感染症を引き起こすことはありません。抵抗力が著しく低下した患者で感染症を引き起こします。ときどき、集中治療室などでアウトブレイクが発生することがあります。アシネトバクター属には様々な菌種がありますが、感染症のほとんどを引き起こしているのはアシネトバクター・バウマニ（*Acinetobacter baumannii*）です[3]。

Point

アシネトバクター属は日和見病原体であり、人工呼吸器管理の患者などの重篤な状況の患者で感染症を引き起こす。そのため、集中治療室ではアウトブレイクが発生することがある。

　アシネトバクター属は日和見病原体の典型です。特に、人工呼吸器管理されている重症患者で問題となることが多いことが知られています。その他には、開放創のある患者や中心静脈カテーテルが留置されている患者などで、感染症が引き起こされることがあります[3]。

　アシネトバクター属が検出されたときには、そのまま感染症の原因菌と判断しないことが大切です。確かに、アシネトバクター属は肺炎、重症菌血症、創部感染などの感染症を稀に引き起こしますが、検出されたからといっても、保菌のことがほとんどです。特に、気管切開部分

や開放創での保菌が多くみられます。したがって、アシネトバクター属を検出したということで、感染症と決めつけて抗菌薬治療を開始するのではなく、保菌なのか発症なのかを十分に検討し、感染症を発症していると判断した場合にのみ抗菌薬治療をすることが大切です。

Point

アシネトバクター属を検出しても、保菌のことが多い。感染症の原因菌と判断するためには十分な検討が必要である。

アシネトバクター属は環境に長期間生存できます[3]。また、皮膚に生息することもできます。そのため、アシネトバクター属で汚染された環境表面に接触することによって伝播することがあります。医療従事者の手指を介しての伝播もあります。環境の清掃と手指衛生を徹底することで、アシネトバクター属の伝播経路を遮断することができます。

Point

アシネトバクター属は環境に長期間生存できる。そのため、汚染された環境表面が感染源になることがある。

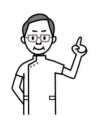

多剤耐性アシネトバクター（MDRA：Multiple Drug-Resistant *Acinetobacter*）はカルバペネム系、フルオロキノロン系、アミノグリコシド系に耐性となったアシネトバクター属です。具体的には最小発育阻止濃度（MIC：Minimum Inhibitory Concentration）が「イミペネム≧16μg/mL」＋「アミカシン≧32μg/mL」＋「シプロフロキサシン≧4μg/mL」として定義されています[4]。イミペネム以外のカルバペネム系、シプロフロキサシン以外のフルオロキノロン系において、同様に耐性を示す結果が得られた場合にもMDRAと判断します。MDRAによる感染症

を発症した場合には感染症法の5類全数報告疾患として、7日以内に届け出なければなりません。保菌であれば届け出の必要はありません。

> **Point**
> 多剤耐性アシネトバクターはカルバペネム系、フルオロキノロン系、アミノグリコシド系に耐性となったアシネトバクター属である。

❸ 基質特異性拡張型βラクタマーゼ産生菌（Extended-Spectrum β-Lactamase-Producing Bacteria）

　ペニシリナーゼはペニシリン系を分解するβラクタマーゼです。これはセファロスポリン系を分解することはできません。この遺伝子に突然変異がみられ、第三世代以降のセファロスポリン系も分解することができるようになったβラクタマーゼを「基質特異性拡張型βラクタマーゼ」（ESBL：Extended-Spectrum β-Lactamase）といいます。感受性菌であっても、ESBL産生遺伝子を獲得すれば、ESBLを産生するようになり、耐性菌となります。

> **Point**
> ESBL産生菌はペニシリン系のみならず、第三世代以降のセファロスポリン系も分解することができる。

　ESBL産生菌はほとんどのペニシリン系、セファロスポリン系、モノバクタム系に耐性です。ただし、セファマイシン系やカルバペネム系には感受性があります。ESBL産生遺伝子は異なる菌種間を移動できるので、大腸菌や肺炎桿菌のみならず、プロテウス・ミラビリス（*Proteus mirabilis*）、セラチア・マルセッセンス（*Serratia marcescens*）、エンテロバクター・クロアカ（*Enterobacter cloacae*）なども耐性化することができます。

Point

ESBL産生遺伝子は異なる菌種間でも伝播できる。

　ESBL産生菌は、第三世代セファロスポリン系の1つであるセフォタキシムに耐性を示した肺炎桿菌とセラチア・マルセッセンスとして、1983年にヨーロッパで報告されました。日本では、1995年に初めて報告され、2000年頃より増加しています。ESBL産生菌は院内感染のみならず、市中でも拡散しています。ESBL産生菌がどの程度の割合で存在するのかは、地域や病院毎に異なっています。また、菌種によっても違いがあります。そのため、自施設の入院患者および外来患者での検出状況を確認する必要があります。

Point

ESBL産生菌は院内感染のみならず、市中感染する耐性菌である。

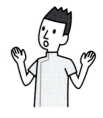

4 多剤耐性緑膿菌 (MDRP：Multi-Drug Resistant Pseudomonas aeruginosa)

　シュードモナス属（*Pseudomonas* spp.）は土壌や汚水など環境に広く生息しているブドウ糖非発酵グラム陰性桿菌であり、緑膿菌がその代表です。緑膿菌は水、土壌、植物などの環境や病院内に分布し、流し台や水道の蛇口、部屋の花瓶、便所の便器など、生活環境の中に常在しています。また、栄養環境が不十分であっても容易に生育します。健康な人の腸管や皮膚から検出されることもあります。緑膿菌はエンドトキシンなどの毒素を産生するので、エンドトキシンショックを誘発しやすい病原体です。さらに、バイオフィルムを形成しやすいという性質を持っています。

Point

緑膿菌は流し台、部屋の花瓶、便器などに常在しており、エンドトキシンを産生するので、エンドトキシンショックを誘発しやすい病原体である。

　緑膿菌はもともと、多くの抗菌薬に自然耐性です。それに加えて、抗菌薬に曝露することによって、さらなる耐性が獲得されます[5]。緑膿菌は日和見病原体であるため、健康な成人や小児では感染症を引き起こしません。しかし、抵抗力の低下している患者（造血器疾患患者、膠原病患者、担がん患者、熱傷患者など）では、肺炎や敗血症などの重篤な感染症を引き起こすことがあります。

Point

緑膿菌は日和見病原体である。

　多剤耐性緑膿菌（MDRP：Multi-Drug Resistant *Pseudomonas aeruginosa*）はカルバペネム系、フルオロキノロン系、アミノグリコシド系に耐性となった緑膿菌です。具体的には MIC が「イミペネム≧16μg/mL」＋「アミカシン≧32μg/mL」＋「シプロフロキサシン4μg/mL」として定義されています[5]。

Point

多剤耐性緑膿菌はカルバペネム系、フルオロキノロン系、アミノグリコシド系に耐性となった緑膿菌である。

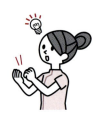

5 βラクタマーゼ非産生アンピシリン耐性（BLNAR：β-Lactamase Negative Ampicillin Resistant）インフルエンザ菌

　インフルエンザ菌はヒトの上気道に常在し、その保有率は小児では約50％、成人では約5～10％程度であるといわれています。そして、肺炎球菌と同様に市中肺炎、急性中耳炎、細菌性髄膜炎などの原因菌となっています。

　インフルエンザ菌には、莢膜を有する「莢膜型」と莢膜を持たない「無莢膜型」の2種類があります。一般的に、莢膜型の方が好中球の貪食作用に抵抗性があるので、無莢膜型より強毒性であるといわれています。無莢膜型は、中耳炎、急性鼻副鼻腔炎、気管支炎などの非侵襲性感染症を引き起こしますが、莢膜型は菌血症により全身に散布されて、化膿性髄膜炎、喉頭蓋炎、関節炎、肺炎・膿胸などの侵襲性感染症を引き起こします。莢膜型にはa型からf型までの6種類の血清型があり、髄膜炎などの侵襲性感染症の約95％はb型により引き起こされています。

Point

　インフルエンザ菌には莢膜型（aからf）と無莢膜型があり、最も重要なのはb型である。髄膜炎などの侵襲性感染症の大部分はb型によって引き起こされている。

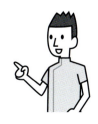

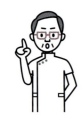

　薬剤耐性のインフルエンザ菌には、βラクタマーゼ産生アンピシリン耐性菌とβラクタマーゼ非産生アンピシリン耐性菌とがあります。最近、βラクタマーゼ非産生性アンピシリン耐性（BLNAR：β-Lactamase Negative Ampicillin Resistant）インフルエンザ菌が問題となっています。BLNARはペニシリン結合蛋白質の変異により耐性を獲得したβラクタマーゼ非産生のアンピシリン耐性菌です。

Point
最近、βラクタマーゼ非産生性アンピシリン耐性（BLNAR）インフルエンザ菌が問題となっている。

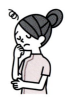

6　多剤耐性結核菌（MDR-TB：Multidrug-Resistant *Mycobacterium tuberculosis*）、超多剤耐性結核菌（XDR-TB：Extensively Drug-Resistant *Mycobacterium tuberculosis*）

　抗結核薬が誤って投与されたり、取り扱われたりすると、結核菌は耐性化して「薬剤耐性結核菌」となります。「患者が治療の全コースを完遂しない」「医療従事者が誤った抗結核薬、誤った薬剤量、誤った治療期間で処方した」「抗結核薬が常に供給できない」「抗結核薬の質が乏しい」などが薬剤耐性結核菌を誘導する要因です[6]。

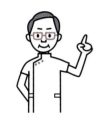
　薬剤耐性結核菌の中で、イソニアジドとリファンピシンの2剤に耐性を示す結核菌を「多剤耐性結核菌（MDR-TB：Multidrug-Resistant *Mycobacterium tuberculosis*）」といいます[7]。イソニアジドとリファンピシンは第1選択薬の抗結核薬と考えられていて、すべての結核患者に投与されている最も強力な抗結核薬です。MDR-TBは第2選択薬（アミカシン、カナマイシン、カプレオマイシン）を用いることによって治療することができます。しかし、これらの薬剤は第1選択薬よりも副作用が多く、高価であり、有効性が乏しいのです。また、18〜24ヶ月間の治療を必要とするといった問題もあります[7]。治療期間が長期化すれば、その経過の中で薬剤服用の完遂率が低下し、さらなる耐性化を誘導する危険性があります。薬剤感受性結核での治癒率が95〜97%であるのに比較して、MDR-TBの患者の治癒率は50〜60%しかありません[7]。

Point

イソニアジドとリファンピシンの2剤に耐性を示す結核菌を多剤耐性結核菌という。

　MDR-TBがさらに耐性化すると「超多剤耐性結核菌（XDR-TB：Extensively Drug-Resistant *Mycobacterium tuberculosis*）」となります。XDR-TBは「イソニアジドとリファンピシンに耐性」+「すべてのフルオロキノロン系に耐性」+「3種類の注射用第2選択薬（アミカシン、カナマイシン、カプレオマイシン）のうち少なくとも1剤に耐性」の結核菌として定義されます。XDR-TBはMDR-TBの比較的稀な型ですが、第1選択薬および第2選択薬に耐性なので、治療薬を選択するのが極めて困難です。そのため、治療しても効果が期待できないことがほとんどであり、治療中に死亡する割合はMDR-TBよりも64%高いのです。すなわち、XDR-TBの患者の死亡率は前抗結核薬時代の結核患者の死亡率に近いといえます[7]。また、治療に要する費用も高額となります（MDR-TBの患者の約2倍）。XDR-TBは、特にHIV感染者や免疫システムが弱った人で問題と

なっています。これらの人は健康な人に比較すると、結核菌に感染すれば結核を発症しやすく、結核を発症すると死亡する危険性が高いからです。

> **Point**
> 多剤耐性結核菌がさらに耐性化すると超多剤耐性結核菌となる。この病原体による結核では予後が不良であり、治療の費用も高額である。

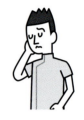

⑦ カルバペネム耐性腸内細菌科細菌（CRE：Carbapenem-Resistant *Enterobacteriaceae*）、カルバペネマーゼ産生腸内細菌科細菌（CPE：Carbapenemase-Producing *Enterobacteriaceae*）

　カルバペネム耐性腸内細菌科細菌（CRE：Carbapenem-Resistant *Enterobacteriaceae*）を理解するためには、「カルバペネム系に対する感受性」と「カルバペネマーゼ産生の有無」の2つの視点から考えると解りやすいです。まず、「カルバペネム系に対する感受性」の視点から腸内細菌科細菌を分類すると、「カルバペネム感受性菌」と「カルバペネム耐性菌」があります。後者をカルバペネム耐性腸内細菌科細菌（CRE：Carbapenem-Resistant *Enterobacteriaceae*）といいます。そして、「カルバペネマーゼ産生の有無」の視点から分類すると、「カルバペネマーゼ産生菌」と「カルバペネマーゼ非産生菌」があります。前者を「カルバペネマーゼ産生腸内細菌科細菌（CPE：Carbapenemase-Producing *Enterobacteriaceae*）」といいます。

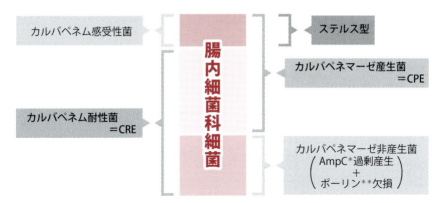

* AmpC：カルバペネム系には感受性を示すが、第三世代セファロスポリン系には耐性となるβラクタマーゼ。
**ポーリン：外膜透過孔。この孔が減少すると、βラクタム系が細胞壁内に入り込めなくなる。

図7 腸内細菌科細菌とカルバペネマーゼ

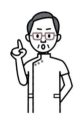
　ここで、CREの理解を混乱させることは、カルバペネム耐性菌とカルバペネマーゼ産生菌が一致しないことです（図7）。カルバペネム耐性だからといって、必ずカルバペネマーゼ産生ということはなく、逆に、カルバペネマーゼを産生しているから、必ずカルバペネム耐性ということもないのです。

Point

腸内細菌科細菌は「カルバペネム感受性菌」と「カルバペネム耐性菌（CRE）」がある。また、「カルバペネマーゼ産生菌（CPE）」と「カルバペネマーゼ非産生菌」がある。

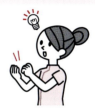

カルバペネマーゼは、カルバペネム系のみを不活化する酵素と思われることがありますが、そうではありません。フルオロキノロン系やアミノグリコシド系などの他の抗菌薬も不活化します。カルバペネマーゼには色々な型があり、KPC 型（「*Klebsiella pneumoniae* carbapenemase」に由来）、NDM 型（「New Delhi metallo-beta-lactamase」に由来）、OXA 型（「oxacillin」に由来）などがあります。日本では IMP 型が多くみられます。

Point

カルバペネマーゼには KPC 型や NDM 型など様々なものがある。

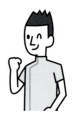

Column　腸内細菌科細菌

　ときどき、「腸内細菌」と「腸内細菌科細菌」を混同している人がいます。その相違は明確にしておかなければなりません。腸内細菌はヒトの消化管に共生している細菌集団のことです。一方、腸内細菌科細菌は「グラム陰性桿菌である」「通常の培地でよく発育する」「通性嫌気性菌（酸素の有無にかかわらず生育できる細菌）である」「ブドウ糖を発酵する」などの条件を満たした細菌集団です。腸管内にはバクテロイデス属（*Bacteroides* spp.）が多くみられますが、これは嫌気性菌なので、腸内細菌ではあるものの、腸内細菌科細菌ではありません。腸球菌も腸管内でよくみられる細菌ですが、グラム陰性桿菌ではないので、やはり、腸内細菌科細菌ではないのです。同様に、緑膿菌はブドウ糖非発酵グラム陰性桿菌なので腸内細菌科細菌ではありません。

それでは、CREやCPEについてはどのような感染対策を実施すべきなのでしょうか？　CPEであれば、「標準予防策＋接触予防策」が必要です。カルバペネマーゼ産生遺伝子が腸内細菌科細菌から他の腸内細菌科細菌に高率に伝播するからです。CPE以外のCREについては標準予防策で対応します[8]。ただ、標準予防策の遵守率が低い病院（特に、手指衛生の遵守率が低い病院）では「標準予防策＋接触予防策」にて対応した方がよいかもしれません。

> **Point**
> CPEには厳しい感染対策が必要であり、「標準予防策＋接触予防策」で対応する。

　CREによる感染症は感染症法の5類全数報告疾患です。そのため、7日以内に届け出なければなりません。発症した場合に限って届け出ます。保菌であれば届け出の必要はありません。

Reference
1) Bocchini CE, et al：Panton-Valentine leukocidin genes are associated with enhanced inflammatory response and local disease in acute hematogenous *Staphylococcus aureus* osteomyelitis in children. Pediatrics 117(2)：433-440, 2006
2) Muto CA, et al：SHEA Guideline for preventing nosocomial transmission of multidrug-resistant strains of *Staphylococcus aureus* and *Enterococcus*. Infect Control Hosp Epidemiol 24(5)：362-386, 2003
3) CDC：*Acinetobacter* in healthcare settings.
   http://www.cdc.gov/HAI/organisms/acinetobacter.html
4) 社団法人日本感染症学会　インフェクションコントロール委員会　薬剤耐性ワーキンググループ：多剤耐性アシネトバクターおよびその感染症について．
   http://www.kansensho.or.jp/uploads/files/guidelines/110318_mdra.pdf
5) 厚生労働省：感染症法に基づく医師の届出のお願い　49　薬剤耐性緑膿菌感染症．
   https://www.mhlw.go.jp/bunya/kenkou/kekkaku-kansenshou11/01-05-42-01.html
6) CDC：Tuberculosis.
   http://www.cdc.gov/tb/topic/drtb/default.htm
7) CDC：Plan to combat extensively drug-resistant tuberculosis.
   http://www.cdc.gov/mmwr/PDF/rr/rr5803.pdf
8) 四学会連携提案：カルバペネムに耐性化傾向を示す腸内細菌科細菌の問題（2017）―カルバペネマーゼ産生菌を対象とした感染対策の重要性―．
   http://www.kankyokansen.org/uploads/uploads/files/jsipc/yongakkai_CRE-CPE.pdf

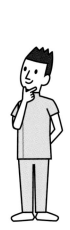

第6章

患者背景別の感染症とその感染対策

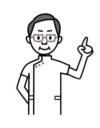

　救急外来には様々な患者が受診しています。脳血管疾患、心臓疾患、呼吸器疾患、消化器疾患、感染症などの疾患のみならず、外傷や精神的問題によっても受診しています。このような疾患の中で、特に問題となるのが感染症です。感染症は、適切に診断されて、適切に治療されれば、治癒が可能な疾患であるにもかかわらず、診断が見過ごされたり、治療が不適切であることにより、患者の生命が脅かされることがあります。また、感染症の患者から周囲の患者、家族、医療従事者に病原体が伝播することもあります。

　救急外来に受診する患者の感染症を診断・治療し、同時に、感染対策を実施するために大切なことは「患者の背景を知る」ことです。高齢者と新生児では感染症についての鑑別疾患は大きく異なります。マラリア流行地域にて蚊に刺された発熱患者では、マラリアを鑑別疾患に挙げる必要があります。本章では感染症の視点から、患者背景別にその特徴を述べるとともに、感染対策についても解説します。

❶ 小児患者

　救急外来には数多くの小児患者が受診しています。鉄棒から落下して頭部を打撲したとか、自転車が転倒して膝を擦りむいた、などという外傷患者も受診しますが、やはり、感染症による発熱を主訴として受診する患者が最も多いといえます。特に、冬季にはインフルエンザや風邪が流行するため、夜間の急な発熱で救急外来に受診する小児患者は激増します。

　小児が経験する感染症の数は実に様々です。平均的な小児では年間に4〜8回の呼吸器感染症を経験します[1-3]。年長の同胞がいたり、デイケアや幼稚園に行っている小児では年間10〜12回の感染を経験します。受動喫煙している小児では上気道感染の危険性が増加します[4]。呼吸器感染症のほとんどがウイルス性です。通常、小児が3歳までに肺炎を1回以上、中耳炎（非複雑性）を2回以上、経験することはありません。

> **Point**
> 平均的な小児では年間に4〜8回の呼吸器感染症を経験するが、そのほとんどがウイルス性である。

　感染症を繰り返して受診する小児患者も多いのですが、そのような患者の約30%がアトピー性疾患を持っています。アトピー性疾患を持っている小児では鼻炎、急性鼻副鼻腔炎、中耳炎といった上気道感染症が長引いたり、再発する傾向があります。このような小児が感染症に罹患しやすい理由には「炎症のある呼吸器上皮細胞には病原体が接着しやすい」「粘膜の透過性が増加している」「特定のウイルスや細菌に対する免疫反応が低下している」などが挙げられています。

> **Point**
> アトピー性疾患を持っている小児は感染症に罹患しやすい。

　小児患者の感染症のほとんどは標準予防策にて対応します。飛沫感染する感染症（インフルエンザ、百日咳など）が疑われる患者を診察するときにはサージカルマスクを着用します。インフルエンザの流行期には、迅速検査を実施するため、鼻腔に綿棒を挿入して検体を採取することが多いのですが、そのときに患者が咳やくしゃみをすると、飛沫が患者の口腔や鼻腔から検査者の顔面に向かって飛散します。そのため、サージカルマスクのみでは眼への曝露を防ぐことができないので、ゴーグル（フェイスシールド）の着用が必要となります。

> **Point**
> 小児患者の感染症のほとんどは標準予防策にて対応できる。必要に応じて、サージカルマスクやゴーグル（フェイスシールド）を着用する。

　小児の発熱患者には解熱剤を使用した方がよいのか、という議論があります。発熱は生体防御としても機能しているので、発熱患者を必ず解熱させる必要はありません。しかし、保護者は「発熱によって脳障害が発生するのではないか？」と恐れていることがあるので、必ずしも解熱剤にて解熱させる必要がないことを説明します。しかし、心臓や肺機能に異常のある小児では、発熱による酸素消費量や心拍数の増加が負担になるので、解熱剤を使用することがあります。また、てんかん患者では「てんかん発作閾値」が発熱によって低下することがあるので、解熱剤を使用することが多いと思います。

> **Point**
> 発熱患者を必ず解熱させる必要はないが、心臓や肺機能に異常のある小児やてんかんのある小児では、解熱剤を使用して解熱させることがある。

「解熱剤を使用することによって、熱性痙攣が誘発されるではないか？」と心配する保護者もいますが、そのような心配はありません。ただし、非ステロイド性抗炎症薬（NSAID：Non-Steroidal Anti-Inflammatory Drug）（イブプロフェンを除く）はインフルエンザや水痘のときにライ症候群（死亡率および後遺症残存率の極めて高い小児の急性脳症）を誘発することがあるので、小児にはNSAIDを使用しないようにします。

Point
解熱剤を使用することによって、熱性痙攣が誘発されることはない。

Point
小児の発熱ではNSAID（イブプロフェンを除く）を使用しない。

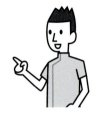

② 新生児患者

産まれてから28日間を新生児と呼びます。新生児期を含み、1歳未満までを乳児と呼びます。新生児の感染症は「子宮内での経胎盤感染」「分娩時の経産道を介した感染」「分娩後の外部からの感染」によって発生します。

「子宮内での経胎盤感染」は出生前のどの時点であっても発生し、感染時期と病原体［風疹ウイルス、サイトメガロウイルス（CMV：Cytomegalovirus）、梅毒スピロヘータ（*Treponema pallidum*）、トキソプラズマ・ゴンディ（*Toxoplasma gondiI*）など］によって予後や病状（先天性奇形、早産など）が異なります。この場合、母体に何らかの症状がみられることもありますが、まったく無症状のこともあります。

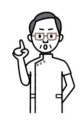

「分娩時の経産道を介した感染」では感染母体の産道を通過することによって感染します。この場合、ウイルス［B型肝炎ウイルス（HBV：Hepatitis B Virus）、ヒト免疫不全ウイルス（HIV：Human Immunodeficiency Virus）など］や細菌［B群溶血性連鎖球菌、大腸菌、淋菌、クラミジア・トラコマティス（*Chlamydia trachomatis*）、リステリア・モノサイトゲネス（*Listeria monocytogenes*）など］が問題となっています。

「分娩後の外部からの感染」では授乳［HIV、CMVなど］によるものや、母親や同胞などから直接感染するものです。医療従事者や病院環境からの感染もあります。

Point

新生児の感染症は「子宮内での経胎盤感染」「分娩時の経産道を介した感染」「分娩後の外部からの感染」によって発生する。

在胎期間が短いと、分娩時および分娩後感染の危険性が増大することが知られています。未熟児は正期産児と比較して免疫学的に未熟だからです。それにもかかわらず、静脈アクセスや気管挿管などの侵襲的処置がなされることがあり、このような処置が感染の危険性をさらに高めています。

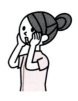

Point

未熟児は感染症に脆弱である。それに加えて、医療器材が留置されていることがあり、感染の危険性が増大している。

幼児（新生児を含む）が発熱にて受診した場合、月齢が極めて重要です。生後3ヶ月未満の幼児の発熱では重症感染症の危険性が高いことが知られています。特に、生後1ヶ月未満の新生児の発熱は危険性が高く、尿路感染症、髄膜炎、菌血症（B群溶血性連鎖球菌、大腸菌など）、ヘルペス感染症に十分に注意します。救急外来での新生児患者の診療評価の目的は「侵襲的細菌感染症や単純ヘルペスの危険性が高く、抗菌薬治療や入院を必要とする新生児」を見付け出すこと、といえます。

> **Point**
> 救急外来では「侵襲的細菌感染症や単純ヘルペスの危険性が高く、抗菌薬治療や入院を必要とする新生児」を見付け出すことが大切である。

　新生児は臨床症状が非特異的（哺乳不良、頻呼吸、下痢、発熱または低体温）なので、出生後早期に全身状態が不良となった場合は、様々な感染症（髄膜炎、敗血症など）を考慮しなければなりません。生後3ヶ月以降の幼児になると、急性上気道炎や急性胃腸炎がほとんどですが、川崎病のような非感染症による発熱もあります。

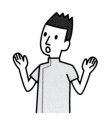

> **Point**
> 新生児の感染症では臨床症状が非特異的であるため、十分な注意が必要である。

　新生児で細菌感染症が疑われる場合には、成人と同様に抗菌薬を投与しますが、新生児は体の中の水分含有量が多く、体重の約80％を占めています。そして、細胞外液が全体重の約45％であることから、特定の抗菌薬（アミノグリコシド系など）は比較的高用量を必要とします。また、未熟児では血清アルブミン濃度が低いので、抗菌薬の蛋白質結合率が低下することがあります。ア

ルブミンと結合していない遊離ビリルビンは血液脳関門を通過します。遊離ビリルビンには細胞毒性があるので、アルブミンからビリルビンを遊離させる薬剤（セフトリアキソンなど）は核黄疸の危険性を高めるので注意が必要です。

> **Point**
> 新生児ではアミノグリコシド系などは比較的高用量を必要とする。セフトリアキソンなどは核黄疸の危険性を高める。

③ 妊婦患者

　妊婦は薬剤やワクチンから回避しようとしています。そのため、何らかの症状がみられても、医療機関に受診することを躊躇します。受診したとしても、医療処置（投薬や注射など）を避けようとします。それは「薬剤を使用すると、胎児に影響があるのではないか？」と心配するからです。医師から詳細な説明を受け、治療を受けることを決心したとしても、帰宅後に夫や家族から治療についてネガティブなことをいわれると、治療を中断してしまうことがあります。しかし、妊婦が感染症を放置すれば、母体の健康が脅かされ、流産・早産が引き起こされることがあるのです。例えば、インフルエンザです。妊婦がインフルエンザに罹患すると重症化し、また、胎児に悪影響をもたらします。それにもかかわらず、ノイラミニダーゼ阻害薬の使用を拒否する妊婦や家族がいます。胎児の健康を維持するためには、母体の健康を確保しなければならないので、適切な指導が求められます。

> **Point**
> 妊婦は必要な感染症治療を辞退することがあるので、適切な指導が必要である。

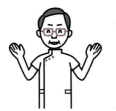

ここでは妊婦の感染症で必要な抗菌薬と解熱剤について解説しますが、処方前には必ず最新の情報を確認してください。

妊婦に抗菌薬を投与するときは、胎児の発達を阻害しない薬剤を選択しなければなりません。催奇形性のない抗菌薬にはペニシリン系、セファロスポリン系、マクロライド系、クリンダマイシンがあります[5]。

一方、催奇形性のある抗菌薬はアミノグリコシド系です。胎児の聴器毒性および腎毒性があります（構造的奇形はありません）。テトラサイクリン系は胎児の骨および歯に副作用があり、母体の肝臓毒性があるので、妊婦への投与は禁忌です。しかし、そのようなことはドキシサイクリンでは極めて稀です。他のテトラサイクリン系のように、カルシウムと容易に結合しないからです。実際、ドキシサイクリンには催奇形性はなく、児の歯の色素沈着も引き起こしません[6]。フルオロキノロン系については、妊娠中および授乳中の投与は避けます。動物での投与実験において、軟骨形成に毒性があったからです。ただ、ヒトでの妊娠期間における投与によって軟骨への副作用や先天性奇形が増加したという報告はありません。

> **Point**
> 妊婦に抗菌薬を投与するときには、胎児の発達を阻害しない薬剤を選択する。妊婦にはアミノグリコシド系、テトラサイクリン系（ドキシサイクリンを除く）、フルオロキノロン系の投与を避ける。

妊娠14週未満での投与で自然流産を引き起こす可能性がある抗菌薬にはマクロライド系（エリスロマイシンを除く）、フルオロキノロン系、テトラサイクリン系、スルフォンアミド類、メトロニダゾールがあるので、注意が必要です[7]。

Point
妊娠14週未満で投与することによって、自然流産を引き起こす可能性がある抗菌薬がある。

　妊婦にNSAIDやアセトアミノフェンを投与してもよいのか、という議論があります。NSAIDは妊娠14週未満および妊娠14週〜28週未満では安全ですが、妊娠28週以降では投与しません。胎児動脈管収縮を引き起こすことがあるからです。アセトアミノフェン含有薬剤についても、使用上の注意に「妊娠後期の婦人への投与により胎児に動脈管収縮を起こすことがある」ことが追記されています。

Point
NSAIDおよびアセトアミノフェンは妊娠28週以降の妊婦には投与しない。

❹ 発熱患者

　発熱は多くの疾患によって引き起こされますが、その原因は「感染症」「腫瘍」「炎症」に大別されます。この中で最も頻度が高いのは「感染症」であり、ウイルスや細菌などが原因となっています。「腫瘍」は白血病などの悪性疾患によるものであり、「炎症」にはリウマチ性、非リウマチ性、薬剤性などがあります。

　成人での急性の発熱では「感染症」が最も多く、救急外来に受診する患者で最も可能性が高い感染症は「上気道および下気道感染症」「消化管感染症」「尿路感染症」「皮膚感染症」です。

> **Point**
> 救急外来でよく遭遇する感染症は「上気道および下気道感染症」「消化管感染症」「尿路感染症」「皮膚感染症」である。

　発熱患者では渡航歴を確認しなければなりません。アフリカや東南アジアなどへの渡航歴があれば、マラリアやデング熱などの輸入感染症を考慮する必要があります。国内であっても、森や林などに行ってダニに刺されたかなどの情報も大切です。この他、家族や同僚の感染症の有無（シックコンタクト）の確認も大切です。家族や同僚にインフルエンザや麻疹が発生したなどの情報は、診断に極めて役立つからです。現在、どのような薬剤を使用しているかも重要な情報です。薬剤熱の可能性があるからです。また、ワクチン接種歴、患者の免疫状態、既往歴（手術歴、糖尿病、悪性疾患、自己免疫疾患の有無など）などの聴取も重要です。

> **Point**
> 発熱患者では渡航歴、昆虫曝露歴、シックコンタクト、薬物などの情報が重要である。

　発疹がみられる患者には「前駆症状はあったか？」「発疹はどこから始まり、いつ始まったか？」「発疹は解剖学的にどのように進展していったか？」「発疹以外の症状は何か？」「発疹の形態に変化はあるか？」「発疹に対して、治療はされたか？」などの問診も大切です。例えば、麻疹では発熱と結膜症状がみられ、その後、口腔内にコプリック斑がみられます。その翌日から発疹がみられますが、その順番は「耳後部・頸部・前額部⇒翌日には顔面・体幹部・上腕⇒2日後には四肢末端」というように、頭部から下降してゆき、その後四肢末端に拡散してゆきます。そのため、発疹が下肢から始まったなどという情報があれば、麻疹の可能性は低いと推測できるのです。

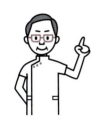
　また、季節も大切です。例えば、エンテロウイルス感染症（ポリオ以外）は夏から秋にかけて多くみられ、パルボウイルス感染症は冬季および早期春にみられることが多いからです。また、麻疹と風疹は春に多く、ダニ媒介感染症は春や夏に多いことが知られています。

　性的接触についても問診します。梅毒、単純ヘルペス、鼠径リンパ肉芽腫症、軟性下疳など、様々な感染症が生殖器や肛門の潰瘍を形成します。

Point
発疹がみられる患者の診断では発疹とその他の特徴に加えて、季節も考慮する。

Point
生殖器や肛門の潰瘍があれば性的接触について問診する。

　発熱患者に対する感染対策では、インフルエンザなどの飛沫感染する感染症の可能性があるので、サージカルマスクを着用して対応します。麻疹の流行地域では、患者に発熱や発疹がみられ、麻疹の可能性があれば空気予防策を実施します。風疹が疑われる場合には飛沫予防策を実施します。サハラ以南のアフリカへの渡航歴があり、髄膜炎菌感染症が疑われる患者には飛沫予防策を実施します。

Point
発熱のある患者ではサージカルマスクを着用して診療するが、麻疹などの可能性があれば空気予防策を実施する。

❺ 熱傷患者

　熱傷患者では、日和見病原体によって重症感染症が引き起こされることがあります。重症熱傷患者は免疫機能が低下しているからです。

　熱傷による敗血症は多臓器不全を引き起こしたり、致死的になることがあります。また、中心静脈カテーテルや人工呼吸器が使用されていて、血流感染や肺炎などを合併することがあります。さらには、多剤耐性菌による菌血症や真菌血症が発生することがあります。

　このように熱傷では感染の危険性が増大するため、抗菌薬の予防投与をすべきか、という議論がなされてきました。結論としては、抗菌薬の全身投与は熱傷感染、もしくは敗血症が確認された患者のみに適用となります。熱傷創の感染を減らすという目的で、抗菌薬を予防的に全身投与しても有効性はみられなかったからです[8]。抗菌薬の予防投与が気道熱傷のある熱傷患者で予後を改善する、というエビデンスもありません。人工呼吸器を必要とする重症熱傷患者で有効性があったという研究が1件ありますが、それも再確認されている訳ではありません[9]。

Point
熱傷患者は感染症に脆弱であるが、抗菌薬の予防投与は実施しない。

　中等度～重症の熱傷患者は病院に当日に受診することがほとんどですが、軽症の熱傷患者は自己判断で経過をみていることがあります。しかし、熱傷が発生してから日数が経過した状況で「発赤部分が増大したので感染症が心配だ！」ということで受診する場合があります。

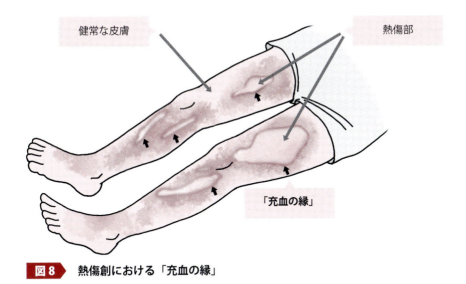

図8 熱傷創における「充血の縁」

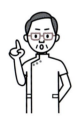
　熱傷患者での感染症の診断は難しいです。熱傷自体が炎症を引き起こし、発赤、浮腫、疼痛、圧痛を呈するからです。熱傷患者では熱傷創の外周に沿って、細い帯状に発赤した「充血の縁（rim of hyperemia）」（図8）がみられますが、これは蜂窩織炎ではありません。しかし、「充血の縁」が熱傷創の辺縁から2cmを越えて厚くなった場合には蜂窩織炎の可能性があります。「充血の縁」は熱傷創の辺縁のみにみられますが、蜂窩織炎では境界が不明瞭となり、発赤が合流してきます。このような徴候に加えて、「疼痛が増大した」「発熱した」「リンパ管炎がある」「膿性分泌物がある」「倦怠感がある」「食欲がない」などがみられれば、蜂窩織炎が強く疑われます。

Point
熱傷創の周辺に「充血の縁」がみられても、蜂窩織炎ではないので抗菌薬は必要ない。

❻ 高齢者患者（在宅介護患者）

　高齢者は生涯にわたる数多くの病原体の曝露にもかかわらず、遺伝的に優れた抵抗力によって生き延びてきた集団といえます。同時に免疫学的な記憶も蓄積しています。しかし、免疫老化や合併症（糖尿病など）によって感染症の危険性が増大しています。また、感染症があっても典型的な症状や徴候がみられず、非特異的な症状（混乱、転倒、食欲不振など）が感染症の徴候のことがあります。高齢者はベースラインの体温が低く、感染症に対する発熱反応が鈍い傾向にあり、感染症に罹患していても、発熱しないこともあります。その結果、診断が遅れるのです。

> **Point**
> 高齢者の感染症では発熱がみられないことがあり、症状も非特異的なことがある。

　高齢者では感染性心内膜炎の危険性が増大しています。最も多い原因菌は連鎖球菌とブドウ球菌です。肺炎を合併する頻度も高くなっています。この場合、肺炎球菌が主な原因菌ですが、グラム陰性桿菌もよくみられます。結核も高齢者で多いので注意が必要です。実際、日本の新登録結核患者の約70％は60歳以上です（平成29年度）[10]。高齢者が誤嚥性肺炎ということで搬送された場合には、結核の可能性も必ず考慮すべきです。高齢者の感染症のほとんどは標準予防策で対応しますが、結核が疑われるときには空気予防策を実施します。

> **Point**
> 高齢者では結核が多いので注意を要する。結核が疑われたら、空気予防策を実施する。

高齢者の発熱で血液培養を実施したところ、菌血症が確認されることがあります。この場合、感染源は消化管や泌尿生殖器であり、グラム陰性菌が原因菌であることが多いことが知られています。高齢者の菌血症では若年成人よりも致死率が高いので、適切な抗菌薬を迅速に投与しなければなりません。投与量は加齢に伴う腎臓機能の低下を考慮して決定しますが、重症感染症の高齢者には安全域での最大レベルで最初の抗菌薬を投与することが大切です。高齢者では無症候性細菌尿（p135参照）が頻回にみられますが、抗菌薬は必要ありません。

Point
高齢者の菌血症は消化管や泌尿生殖器が感染源であることが多い。

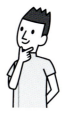

❼ 介護施設入居患者

　介護施設には多くの高齢者が居住しています。そのため、介護施設入居患者は高齢者で多くみられる感染症を発症しやすいと同時に、そのような感染症に曝露する機会が多い集団ということになります。高齢者は結核を発症する危険性が高い集団であり、そのような人々が多数居住している介護施設では結核に曝露する危険性が高くなります。それゆえ、介護施設入居者が肺炎疑いで搬送された場合は、結核の可能性を常に考慮しなければなりません。

Point
介護施設から搬入される肺炎疑いの患者では結核の可能性も考慮する。

介護施設入居患者は病院と介護施設を行き来していることが多く、病院で蔓延している多剤耐性菌を介護施設に持ち込んでいることがあります。そのため、介護施設入居者は多剤耐性菌を保菌している可能性があるのです。また、介護施設にインフルエンザや疥癬が流行していれば、そのような施設から搬送された患者で発熱があればインフルエンザを疑い、搔痒感や発疹がみられれば疥癬を疑うことが大切です。

Point
介護施設入居患者は多剤耐性菌を保菌していることがある。

Point
介護施設で流行している感染症を確認することが大切である。

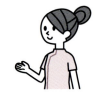

　高齢者では糖尿病治療としてインスリンが使用されていることがあります。介護施設では多くの高齢者が血糖測定のために皮膚を傷付け、そこからの血液が環境表面に付着していることがあります。そのような状況では、B型肝炎ウイルス（HBV：Hepatitis B Virus）が環境表面から他の高齢者に伝播する危険性があります[11]。すなわち、介護施設の高齢者で肝機能障害がみられた場合には、HBV感染も考慮する必要があります。

Point
介護施設はHBVに曝露しやすい環境であることを認識する。

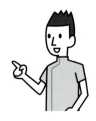

❽ 交通事故患者

　交通事故といっても、かすり傷から、内臓損傷、開放骨折、頭蓋内出血など様々です。また、事故が道路のような陸上で発生したのか、モーターボートによる事故のように湖水や海水の汚染があったのかでは、皮膚・軟部組織感染症が発生した場合に想定すべき病原体が異なります。外傷の深達度と範囲も重要です。胸腔内や腹腔内にまで及んだ外傷なのか、骨に到達した外傷なのか、それとも皮下組織までの外傷なのかによって対応が異なります。

　通常、汚染されていない創部では洗浄とデブリードマンを行いますが、抗菌薬は必要ありません。しかし、骨折を伴った外傷では骨髄炎を合併する危険性があるので、皮膚・軟部組織感染症および骨髄炎の危険性を減らすために、6時間以内に予防抗菌薬を経静脈的に投与します[12-15]。この場合、グラム陽性球菌に有効な抗菌薬（セファゾリンなど）を選択しますが、軟部組織が広範にダメージを受けているような外傷では、グラム陰性桿菌もカバーした抗菌薬（セフトリアキソンなど）を投与します。また、破傷風の予防も実施します。

Point
汚染されていない創部では洗浄とデブリードマンを行うが、抗菌薬は必要ない。開放骨折では予防抗菌薬の投与が必要となる。

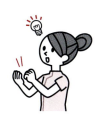

Column　破傷風の予防

　外傷などで破傷風菌に曝露した可能性がある場合でも、予防抗菌薬を投与することはありません。免疫の強化が大切です。どのような対応を行うかは「破傷風トキソイドの接種歴」と「創傷の状況」に左右されます[16]。破傷風トキソイドの接種歴が3回以上の場合、清潔な創傷や小さな創傷であれば、最後の接種から10年が経過していなければ、破傷トキソイドの追加接種や破傷風免疫グロブリンの投与は必要ありません。10年が経過していれば、破傷トキソイドを追加接種します。その他の創傷であれば、最後の接種から5年が経過していなければ、破傷トキソイドの追加接種や破傷風免疫グロブリンの投与は必要ありません。5年が経過していれば、破傷トキソイドを追加接種します。

　一方、破傷風トキソイドの接種歴が不明もしくは3回未満の場合、清潔な創傷や小さな創傷であれば、破傷トキソイドのみを追加接種します。その他の創傷であれば、破傷トキソイドの追加接種および破傷風免疫グロブリンの投与の両者が必要となります（表3）。

表3　創傷管理における破傷風トキソイドと破傷風免疫グロブリン

ワクチン接種歴	清潔な創傷・小さな創傷		その他の創傷	
	破傷風トキソイド	破傷風免疫グロブリン	破傷風トキソイド	破傷風免疫グロブリン
不明もしくは3回未満の場合	追加接種	不要	追加接種	投与
3回以上の場合	不要*	不要	不要**	不要

＊　最後の接種から10年以上が経過していれば→追加接種
＊＊　最後の接種から5年以上が経過していれば→追加接種

（文献16より）

　海水や湖水などの水系環境での外傷（モーターボートに巻き込まれたなど）で問題となる病原体にはエアロモナス属（*Aeromonas* spp.）、エドワードシエラ・タルダ（*Edwardsiella tarda*）、豚丹毒菌（*Erysipelothrix rhusiopathiae*）、ビブリオ・バルニフィカス（*Vibrio vulnificus*）、マイコバクテリウム・マリナム（*Mycobacterium marinum*）などがあります。

これらの病原体は様々な皮膚・軟部組織感染（蜂窩織炎や壊死性軟部組織感染など）を引き起こします。肝疾患患者や肝臓がん患者では致死的な感染症に進展する可能性があります[17,18]。マイコバクテリウム・マリナムや豚丹毒菌による軟部組織感染では進行はゆっくりであり、重症化しないことがほとんどです。しかし、エアロモナス属およびビブリオ・バルニフィカスは発熱を伴う急速進行性の軟部組織感染を引き起こすことがあり、肝疾患患者や肝臓がん患者では敗血症を合併することがあります。

> **Point**
> 海水や湖水などでの外傷では、そこに生息している病原体による感染の可能性を考慮する。

　これらの病原体による軟部組織感染が発生した場合には「（セファゾリンもしくはクリンダマイシン）＋レボフロキサシン」を選択します。創部が土壌で汚染された場合には嫌気性菌もカバーしなければならないので、メトロニダゾールを併用投与します。ただし、クリンダマイシンが投与されている患者ではメトロニダゾールの併用投与は不要です。海水への曝露があった場合にはドキシサイクリンを加えます。これはビブリオ属（*Vibrio* spp.）をカバーするためです。

> **Point**
> 水系環境での外傷による軟部組織感染では、原因菌を推定して抗菌薬を選択する。

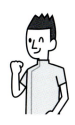

9 渡航者患者

　渡航者といっても、外国での滞在期間は数日間から数年間と幅広いといえます。数日間の渡航であれば、輸入感染症に罹患する機会は少ないですが、何年間も現地にて生活していれば、その地域に流行している感染症に罹患する危険性は増大します。

　旅行や短期勤務のための渡航者では、現地に数日〜数週間の滞在であることがほとんどであることから、感染症の潜伏期間（表4）が大変参考になります。例えば、マラリア流行地域に入った旅行者でも、2日後に発熱した場合にはマラリアの可能性はありません。マラリアの潜伏期間は、熱帯熱マラリアが約12日間、三日熱と卵形マラリアが約14日間、四日熱マラリアが約30日間だからです。逆に、帰国してから2週間を経過してから発熱と発疹がみられた場合には、デング熱は否定的となります。デングウイルスの潜伏期間は3〜7日間だからです。

> **Point**
> 輸入感染症の診断には潜伏期間が大変役立つ。

　渡航者患者であっても、渡航の目的が「友人・親族訪問（VFR：Visiting Friends and Relatives）」であったか否かで状況が異なります。VFRとは「日本に長期滞在している外国人が、母国に一時帰国して親戚や友人を訪問する」「外国人が配偶者である日本人が、配偶者の親や親戚を訪問する」などです。このような旅行は、一般の渡航者よりも感染症に罹患する危険性が高いことが知られます。その理由は、滞在先が現地の一般家庭であり、トイレや台所などの衛生状態が悪いからです。また、外国人のVFRでは、自分自身は感染症に抵抗力があると思い込んでいることがあり、感染予防の努力（蚊に刺され

表4 輸入感染症の感染経路と潜伏期間

病原体	感染経路	潜伏期間		発症までの期間の目安
コレラ菌	経口	約1日間		1週間以内
インフルエンザウイルス	飛沫	1〜3日間		
髄膜炎菌	飛沫	2〜4日間		
ジフテリア菌	飛沫	2〜5日間		
デングウイルス	蚊	3〜7日間		
麻疹ウイルス	空気	8〜10日間		2週間以内
チクングニアウイルス	蚊	2〜12日間		
ジカウイルス	蚊	3〜12日間		
ダニ脳炎ウイルス	ダニ	7〜14日間		
チフス菌	経口	7〜14日間		
日本脳炎ウイルス	蚊	6〜16日間		3週間以内
ポリオウイルス	経口	3〜21日間		
破傷風菌	外傷・咬傷	3〜21日間		
マラリア原虫	蚊	熱帯熱	約12日間	―
		三日熱・卵型	約14日間	
		四日熱	約30日間	
A型肝炎ウイルス	経口	2〜6週間		
B型肝炎ウイルス	血液・体液	1〜6ヶ月間		
狂犬病ウイルス	咬傷	1〜2ヶ月間		

ない、手洗いをするなど）がなされないことがあります。また、金銭的な理由で出国前にワクチン接種を受けられないこともあります（バックパッカーもワクチンを接種していないことが多いことが知られています）。

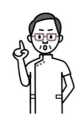

　そのため、渡航者患者が受診した場合には、渡航目的を聴取することが大切です。ホテルに滞在したのか、キャンプなのか、現地の一般家庭にホームステイしたのかなどを確認します。また、山登り、川や湖での水泳、トレッキングなどのアクティビティーの確認も大切です。ツアー会社が提供している一流ホテルの中だけの食事や宿泊の渡航者と、VFRやバックパッカーの渡航者では、輸入感染症に罹患している確率が格段に異なります。

Point
渡航者が受診した場合、VFRやバックパッカーなどについて確認する。

　輸入感染症で最も恐ろしいのは、熱帯熱マラリアと髄膜炎菌感染症です。どちらも、迅速に診断して治療を開始しなければ致死的になるからです。熱帯熱マラリアは腎臓や脳の障害を併発し、重症化することがあります。発症してから治療開始までの時間が6日目を越えると致死率が高くなります。熱帯熱マラリアは標準予防策で対応しますが、針刺しによってマラリア原虫が医療従事者に感染することがあるので、針刺し対策は徹底します。

　髄膜炎菌感染症の致死率は10〜14％です。生存できても、脳障害、聴覚障害、四肢障害、学習障害などの後遺症を残すことがあります。髄膜炎菌感染症において、医療従事者が飛沫予防策を実施せずに曝露した場合には、曝露後対策として「シプロフロキサシン500mgを単回（経口）」もしくは「リファンピシン600mgを1日2回（経口）×2日間」の予防内服を実施します。

Point
輸入感染症で最も恐ろしいのは、熱帯熱マラリアと髄膜炎菌感染症である。どちらも、迅速に診断して治療しなければ予後が悪い。

⑩ 外国人患者

　アフリカなど開発途上国からの外国人患者の場合、VFR やバックパッカーの渡航者よりも輸入感染症に罹患している可能性が高いことが推測されます。来日する直前まで、現地の自宅に居住しており、現地の食事をとっていたからです。また、ワクチン接種も不十分なことが多くみられます。

> **Point**
> 外国人患者は VFR やバックパッカーの渡航者よりも輸入感染症に罹患している可能性が高い。

　外国人患者は居住地域がどこであったかによって、問題となる感染症が異なります。東南アジア、アフリカ、南米ではマラリア、デング熱、ジカ熱などが問題となります。サハラ以南のアフリカからの外国人であれば髄膜炎菌感染症も問題となります。

> **Point**
> 外国人患者では来日するまでに滞在していた国や地域を確認する。

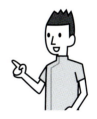

　結核については日本は中蔓延国であり、年間の結核患者の発生人数は人口10万人当たり、13.3人です。一方、ベトナム（108人）、インドネシア（140人）、フィリピン（322人）では結核患者が多いので[10]、そのような地域から来日した患者で、咳や喀痰などの呼吸器症状がみられたら、結核についても考慮する必要があります。結核が疑われた場合には空気予防策を実施します。

> **Point**
> 外国人患者では結核の可能性を常に考慮する。

⑪ 海外で治療を受けた患者

　海外で治療を受けた患者（特に、入院加療を受けた患者）で問題となっているのは、多剤耐性菌（多剤耐性アシネトバクター、カルバペネマーゼ産生腸内細菌科細菌など）です。海外の医療機関では日本の医療機関よりも多剤耐性菌が病院内に蔓延していることがあり、そのような環境に数日間でも滞在していれば、多剤耐性菌を保菌することがあるのです。

　虫垂炎やイレウスなどで海外の医療機関に入院したことのある患者が救急外来に受診して、入院することになったとします。この場合、患者が多剤耐性菌を保菌していれば、それが病院内で拡散する可能性があります。多剤耐性菌のほとんどは日和見病原体なので、患者には症状がみられません。それゆえ、海外での入院歴のある患者が入院するときには、症状がみられなくても、便や咽頭などの培養にて多剤耐性菌の保菌を確認することが大切です。

> **Point**
> 海外で治療を受けた患者が入院するときには、多剤耐性菌の保菌の有無を確認する。

開発途上国の医療機関に入院して、血管内カテーテルが挿入されたり、採血されたりした場合、注射針などの安全性が不十分であり、HIVなどの感染が発生したという報告があります[19,20]。そのため、血液媒介病原体の感染についても考慮します。

> **Point**
> 開発途上国の医療機関に入院したことのある患者では、血液媒介病原体の感染の可能性を考慮する。

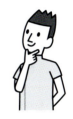

Reference

1) Monto AS : Viral respiratory infections in the community : epidemiology, agents, and interventions. Am J Med 99 (6B) : 24S-27S, 1995
2) Campbell H : Acute respiratory infection : a global challenge. Arch Dis Child 73(4) : 281-283, 1995
3) Grüber C, et al : History of respiratory infections in the first 12 yr among children from a birth cohort. Pediatr Allergy Immunol 19(6) : 505-512, 2008
4) Environmental tobacco smoke : a hazard to children : American Academy of Pediatrics Committee on Environmental Health. Pediatrics 99(4) : 639-642, 1997
5) 岩破一博：妊産婦の抗菌薬の使用の注意点．日化療会誌 65(1)：4-9，2017
6) Cross R, et al : Revisiting doxycycline in pregnancy and early childhood--time to rebuild its reputation? Expert Opin Drug Saf 15(3) : 367-382, 2016
7) Muanda FT, et al : Use of antibiotics during pregnancy and risk of spontaneous abortion. CMAJ 189(17) : E625-E633, 2017
8) Barajas-Nava LA, et al : Antibiotic prophylaxis for preventing burn wound infection. Cochrane Database Syst Rev (6) : CD008738, 2013
9) Tagami T, et al : Prophylactic antibiotics may omprove outcome in patients with severe burns requiring mechanical ventilation : Propensity Score Analysis of a Japanese Nationwide Database. Clin Infect Dis 62(1) : 60-66, 2016
10) 厚生労働省：平成29年度　結核登録者情報調査年報集計結果について．
 https://www.mhlw.go.jp/content/10900000/000347468.pdf
11) CDC : Multiple outbreaks of hepatitis B virus infection related to assisted monitoring of blood glucose among residents of assisted living facilities ― Virginia, 2009-2011.
 https://www.cdc.gov/mmwr/preview/mmwrhtml/mm6119a3.htm
12) Hoff WS, et al : East Practice Management Guidelines Work Group : Update to practice management guidelines for prophylactic antibiotic use in open fractures. J Trauma 70(3) : 751-754, 2011
13) Patzakis MJ, et al : Considerations in reducing the infection rate in open tibial fractures. Clin Orthop Relat Res (178) : 36-41, 1983
14) Seligson D, et al : Treatment of compound fractures. Am J Surg 161(6) : 693-701, 1991
15) Patzakis MJ, et al : Prospective, randomized, double-blind study comparing single-agent antibiotic therapy, ciprofloxacin, to combination antibiotic therapy in open fracture wounds. J Orthop Trauma 14(8) : 529-533, 2000
16) CDC : Tetanus.
 http://www.cdc.gov/vaccines/pubs/pinkbook/downloads/tetanus.pdf
17) Czachor JS : Unusual aspects of bacterial water-borne illnesses. Am Fam Physician 46(3) : 797-804, 1992
18) Baddour LM, et al : Pneumonia due to *Aeromonas hydrophila*-complex : epidemiologic, clinical, and microbiologic features. South Med J 81(4) : 461-463, 1988
19) Utyasheva L : Kyrgyzstan : Nine health care workers guilty of negligence causing HIV transmission among children. HIV AIDS Policy Law Rev 13 (2-3) : 48-49, 2008
20) CDC : Cluster of HIV infections attributed to unsafe injection practices―Cambodia, December 1, 2014―February 28, 2015.
 https://www.cdc.gov/mmwr/volumes/65/wr/mm6506a2.htm

第7章

救急外来における抗菌薬の適正使用

　救急外来においては感染症の治療として抗菌薬が必要な状況が数多くみられます。この場合、経口抗菌薬を処方して、後日、専門医に診療を依頼することもあるし、患者が重症ゆえに入院させて、抗菌薬を点滴静注することもあります。本章では救急外来において頻繁に遭遇する感染症をピックアップし、そのときに必要な抗菌薬を提示しました。抗菌薬の選択肢には数多くのものがありますが、ここでは代表的な処方のみを提示してあります［抗菌薬の系統・一般名・略号・主な商品名は付録（p163）参照］。また、経口薬では救急外来での処方が必要となりますので、投与期間の目安を示しました。点滴静注薬については入院後の経過をみながら判断するので、投与期間については示しませんでした。患者の状況に合わせて、適切な抗菌薬を選択してください。

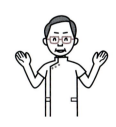

❶ 急性鼻副鼻腔炎

　急性鼻副鼻腔炎の原因病原体の90〜98%がウイルスです。また、細菌が原因であっても、抗菌薬が役立つとは限りません[1]。そのため、急性鼻副鼻腔炎では抗菌薬を投与せずに対症療法とします。しかし、次の場合には急性細菌性鼻副鼻腔炎を疑い、抗菌薬を投与します[1]。

❶ 39℃以上、膿性鼻汁、顔面痛など厳しい症状が3〜4日以上続く。
❷ 臨床症状（鼻汁、咳嗽など）が10日以上も改善しない。
❸ 感冒症状が改善傾向だったが、その後、症状（発熱、鼻汁、咳嗽）が悪化もしくは新規にみられる。

Point
急性鼻副鼻腔炎では抗菌薬を投与せず、対症療法を行う。

Point
急性鼻副鼻腔炎で「症状が厳しい」「症状が遷延する」「症状が悪化する」などがみられれば、細菌性を疑って抗菌薬を投与する。

➡ **急性細菌性鼻副鼻腔炎に使用する抗菌薬**
　　サワシリン® 500mgを1日3回【経口】×5日間

❷ 急性気管支炎

　急性気管支炎の原因病原体のほとんどがウイルスです。そのため、抗菌薬は必要ありません[2]。急性気管支炎では発熱はみられません。発熱があればインフルエンザもしくは肺炎を疑います。急性気管支炎の約50％で膿性喀痰がみられますが、これは気管点気管支から細胞が抜け落ち、それに炎症細胞が加わったものです[3]。そのため、膿性喀痰がみられても細菌感染症と判断する必要はありません。

> **Point**
> 急性気管支炎の原因病原体はウイルスがほとんどであり、抗菌薬は必要ない。

　抗菌薬を投与するのは百日咳のときです。しかし、救急外来で百日咳を診断することは困難です。感染症法では5類全数把握疾患であり、7日以内に届け出をするのですが、臨床症状のみによる診断での届け出はできません。「百日咳の臨床症状＋百日咳の検査診断（菌分離同定、遺伝子検出、抗体検査）」が確認されてから届け出をします[4]。そのため、救急外来診察室での確定診断はできません。それではどのような場合に百日咳を疑うのでしょうか？　「持続する咳嗽がある」「喘息発作などの他の原因がない」「百日咳の流行がある」の3条件がみられるときに百日咳を疑うことになります。

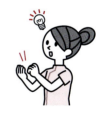

> **Point**
> 「持続する咳嗽がある」「喘息発作などの他の原因がない」「百日咳の流行がある」の3条件がみられるときに百日咳を疑う。

百日咳が疑われるときにはマクロライド系を投与します。カタル期を過ぎてからの治療は、咳の程度や持続期間に対する改善効果はみられませんが、発症から1〜3週間での治療は周囲への拡散を防ぐことができます。

Point
百日咳が疑われたときにはマクロライド系を投与する。

➡ **百日咳に使用する抗菌薬**
ジスロマック®SR 2gを単回【経口】

③ 急性咽頭炎

急性咽頭炎の原因病原体のほとんどがウイルスです。そのため、抗菌薬は必要ありません。抗菌薬が必要なのは、A群溶血性連鎖球菌のときのみであり、それは成人の急性咽頭炎の僅か5〜10%です[2]。Centor criteriaで2項目以上がみられた場合には、A群溶血性連鎖球菌の迅速抗原診断検査を実施します（表5）[5,6]。その結果、A群溶血性連鎖球菌による急性咽頭炎と診断されれば、ペニシリン系を投与します。

Point
急性咽頭炎の原因病原体のほとんどがウイルスなので、抗菌薬は必要ない。

表5 　Centor criteria

- 扁桃より滲出液がある。
- 有痛性の前頸部リンパ節腫大がある。
- 現病歴にて発熱がある。
- 咳嗽がない。

A群溶血性連鎖球菌である可能性

- 4項目　58%
- 3項目　38%　　2項目以上ならば、A群溶血性連鎖球菌の迅速抗原診断検査を
- 2項目　21%　　実施する。
- 1項目　7%

（文献5,6より作表）

Point
A群溶血性連鎖球菌による急性咽頭炎ではペニシリン系を投与する。

➡ **A群溶血性連鎖球菌による急性咽頭炎に使用する抗菌薬**
　　サワシリン® 500mgを1日3回【経口】×10日間

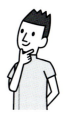

❹ 肺炎

　救急外来に肺炎患者が受診もしくは搬送されたら、「この患者はこれまで医療や介護ケアに曝露されていたか？」を聴取します。「市中肺炎」「医療・介護関連肺炎」のどちらかを確認するためです（表6）[7]。

> **Point**
> 肺炎患者が受診したら、「市中肺炎」「医療・介護関連肺炎」のどちらかを確認する。

表6　医療・介護関連肺炎の定義

❶ 長期療養型病床群もしくは介護施設に入所している。
❷ 90日以内に病院を退院した。
❸ 介護を必要とする高齢者、身障者。
❹ 通院にて継続的に血管内治療（透析、抗菌薬、化学療法、免疫抑制薬などによる治療）を受けている。

介護の基準
　PS3：限られた自分の身の回りのことしかできない、日中の50％以上をベッドか椅子で過ごす、以上を目安とする。
❶ には精神病床も含む。

（文献7より）

1 市中肺炎

　市中肺炎は健康な人、もしくは軽度の基礎疾患を持つ患者で発症する肺炎です。まず、A-DROP スコア（**表7**）[7] を用いて重症度を分類し、外来治療とするか入院治療にするかを判断します[8]。

> **Point**
> 市中肺炎では A-DROP スコアを用いて、外来通院とするか、入院治療にするかを判断する。

表7　A-DROP スコア

使用する指標
- A（Age）　　　　　　男性 70 歳以上、女性 75 歳以上。
- D（Dehydration）　　BUN 21mg/dL 以上、または脱水あり。
- R（Respiration）　　 SpO$_2$ 90%（≒ PaO$_2$ 60Torr）以下。
- O（Orientation）　　意識障害あり。
- P（Blood Pressure）　血圧（収縮期）90mmHg 以下。

重症度分類と治療の場の関係
- 軽　症　　上記 5 つの項目のいずれも満足しないもの。　　➡ 外来治療
- 中等症　　上記項目の 1 つまたは 2 つを有するもの。　　　➡ 外来または入院治療
- 重　症　　上記項目の 3 つを有するもの。　　　　　　　　➡ 入院治療
- 超重症　　上記項目の 4 つまたは 5 つを有するもの。　　　➡ ICU 入院
　　　　　　ただし、ショックがあれば 1 項目のみでも超重症とする。

（文献 7 より）

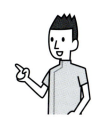

| 表8 | 市中肺炎における細菌性肺炎と非定型肺炎の鑑別 |

- ❶ 年齢 60 歳未満。
- ❷ 基礎疾患がない、あるいは軽微。
- ❸ 頑固な咳嗽がある。
- ❹ 胸部聴診上所見が乏しい。
- ❺ 喀痰がない、あるいは迅速診断で原因菌らしきものがない。
- ❻ 末梢血白血球数が 10,000/μL 未満である。

❶〜❺の5項目中	3項目以上陽性	非定型肺炎疑い
	2項目以下陽性	細菌性肺炎疑い
❶〜❻の6項目中	4項目以上陽性	非定型肺炎疑い
	3項目以下陽性	細菌性肺炎疑い

(文献8より)

　市中肺炎の原因菌は肺炎球菌が最も頻度が高く、続いてインフルエンザ菌、肺炎マイコプラズマ（*Mycoplasma pneumoniae*）、肺炎クラミドフィラ（*Chlamydophila pneumoniae*）が多くみられます。すなわち、市中肺炎では非定型病原体の関与が多いので、細菌性肺炎と非定型肺炎を鑑別する必要があります（表8）[8]。細菌性肺炎と非定型肺炎では治療に用いる抗菌薬が異なるからです。細菌性肺炎ではペニシリン系、非定型肺炎ではマクロライド系もしくはテトラサイクリン系、どちらか判断できない場合にはフルオロキノロン系が用いられます。

Point

市中肺炎では細菌性肺炎と非定型肺炎を鑑別する。

Point

細菌性肺炎ではペニシリン系、非定型肺炎ではマクロライド系もしくはテトラサイクリン系、どちらか判断できない場合にはフルオロキノロン系が用いられる。

➡ **市中肺炎の患者を外来治療するときに使用する抗菌薬**
- 細菌性肺炎の場合
「オーグメンチン®（250RS）1錠＋サワシリン® 250mg」を
1日3回【経口】*×5日間 （*→p142参照）
- 非定型肺炎の場合
ジスロマック® SR 2g を単回【経口】
or
ミノマイシン® 100mg を1日2回【経口】×5日間
- 細菌性肺炎か非定型肺炎か明らかでない場合
クラビット® 500mg を1日1回【経口】×5日間

➡ **市中肺炎の患者を入院治療するときに使用する抗菌薬**
- 細菌性肺炎の場合
ユナシン®-S 3g を1日3回【点滴静注】
or
ロセフィン® 2g を1日1回【点滴静注】
- 非定型肺炎の場合
ミノマイシン® 100mg を1日2回【点滴静注】
or
クラビット® 500mg を1日1回【点滴静注】
- 細菌性肺炎か非定型肺炎か明らかでない場合
クラビット® 500mg を1日1回【点滴静注】

2 医療・介護関連肺炎

　医療・介護関連肺炎を治療するためには抗菌薬が投与されます。しかし、終末期の肺炎では、抗菌薬治療ではなく、緩和医療を優先して行う選択肢があることを本人や家族に提示します[9]。抗菌薬を投与するという判断がなされた場合はペニシリン系を投与することがほとんどです。帰宅もしくは施設に戻すことができる患者では経口薬を投与し、入院が必要と判断された患者では点滴静注薬を用います。重症度と耐性菌の危険性によって、広域もしくは狭域ペニシリン系を使い分けます。

> **Point**
> 医療・介護関連肺炎では、終末期の肺炎であれば緩和医療が優先されることがある。

> **Point**
> 医療・介護関連肺炎の抗菌薬では基本的にペニシリン系を選択する。

➡ **医療・介護関連肺炎を外来治療するときに使用する抗菌薬**
　「オーグメンチン®（250RS）1錠＋サワシリン® 250mg」を1日3回【経口】*×7日間　（*→p142参照）

➡ **医療・介護関連肺炎を入院治療するときに使用する抗菌薬**
　ユナシン®-S 3gを1日3回【点滴静注】
　■ 重症の場合
　ゾシン® 4.5gを1日3～4回【点滴静注】

5 尿路感染症および関連疾患

　腎臓から尿道口までを「尿路」といいます。尿路感染症は細菌が尿道口から尿路に入り込み、上行して引き起こされる感染症です。これには膀胱炎および腎盂腎炎があります。尿路感染症はウロセプシスを合併することがあるので注意します。また、無症状にもかかわらず、尿培養にて細菌が検出されることがありますが、これを「無症候性細菌尿」といいます。通常、無症候性細菌尿には抗菌薬は必要ありません。

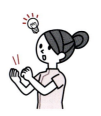

1 単純性膀胱炎

　単純性膀胱炎に罹患する患者の多くは性的活動期の女性です。男性が膀胱炎を呈した場合は複雑性尿路感染症を疑い、尿路や全身性の基礎疾患について精査します。

> **Point**
> 単純性膀胱炎に罹患する患者の多くは性的活動期の女性である。男性の場合には尿路に何らかの障害があるか、全身性疾患が潜んでいる。

➡ **単純性膀胱炎に使用する抗菌薬**
　ケフラール® 250mg を1日3回【経口】×3日間

2 複雑性膀胱炎

尿流の障害（前立腺肥大症、前立腺がん、尿道狭窄、膀胱結石、尿路の先天性異常など）や全身に基礎疾患（糖尿病、抗がん治療など）のある患者は膀胱炎を起こしやすく、再発・再燃を繰り返しやすいことが知られています。このような場合、抗菌薬は補助治療であり、尿路や全身疾患の管理が重要です。

> **Point**
> 複雑性膀胱炎では抗菌薬を補助治療として用いる。尿路や全身管理が重要である。

➡ **複雑性膀胱炎に使用する抗菌薬**
クラビット® 500mg を1日1回【経口】×7日間

3 急性単純性腎盂腎炎

急性単純性腎盂腎炎は性的活動期の女性に多いことが知られています。発熱や全身倦怠感に加えて、腰背部痛や肋骨・脊椎角部叩打痛［Costovertebral Angle（CVA）tenderness］などが特徴です。菌血症や敗血症を伴ってショックとなることがあるので、血液培養（2セット）を採取して入院治療することをお勧めします。入院後は血行動態に注意します。

> **Point**
> 急性単純性腎盂腎炎は性的活動期の女性に多い。入院して抗菌薬を投与するのが望ましい。

➡ 急性単純性腎盂腎炎を外来治療するときに使用する抗菌薬
　　クラビット® 500mg を1日1回【経口】×7日間

➡ 急性単純性腎盂腎炎を入院治療するときに使用する抗菌薬
　　ロセフィン® 2g を1日1回【点滴静注】

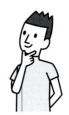

4　複雑性腎盂腎炎

　尿路・全身性基礎疾患を有する患者の腎盂腎炎を複雑性腎盂腎炎といいます。再発と再燃を繰り返すことが多いですが、症状は急性単純性腎盂腎炎に比較して軽いことが知られています。そのため、臨床症状を有するときのみ抗菌薬を投与します。

Point
複雑性腎盂腎炎では臨床症状を有するときのみ抗菌薬を投与する。

➡ 複雑性腎盂腎炎に使用する抗菌薬
　　クラビット® 500mg を1日1回【経口】×7日間

5 ウロセプシス

　ウロセプシスは尿路感染症により生じた敗血症のことです。細菌が尿路から血流に侵入する頻度が高い理由として、腎杯と前立腺部尿道では解剖学的構造により粘膜下から直接静脈に細菌が流入しやすい、という特徴が挙げられています。また、尿道カテーテルの留置や抜去、尿管ステントの留置、経尿道的前立腺切除術、経皮的腎結石摘出術などでも、ウロセプシスを合併しやすいことが知られています。ウロセプシスは尿路留置カテーテルに関連したものがほとんどであることから、耐性菌が原因菌であることも多いのです。そのため、抗菌薬の投与前には尿培養や血液培養を実施することが大切です。また、抗菌薬も広域のものを投与することになります。

Point

ウロセプシスは尿路留置カテーテルに関連したものがほとんどである。耐性菌が原因菌であることが多いので広域抗菌薬を投与する。

➡　**ウロセプシスで使用する抗菌薬**
　　　マキシピーム® 2gを1日2回【点滴静注】
　　　　　or
　　　メロペン® 1gを1日3回【点滴静注】

6 無症候性細菌尿

　無症候性細菌尿の定義は「尿路感染症の症状がない人から適切に採取された尿検体において、一定数以上の細菌が検出された状態」です。原則的に抗菌薬は必要ありません。無症候性細菌尿に抗菌薬治療をしても、膀胱炎や腎盂腎炎の予防とはならないからです。無症候性細菌尿では、膀胱内に病原性の低下している細菌を保菌していて、病原性の高い病原体が膀胱内に侵入してきた場合、それを排除してくれます。すなわち、無症候性細菌尿を治療することは、宿主を守っている善玉細菌を殺滅することになり、宿主の防御能を低下させることになります。

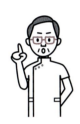

　無症候性細菌尿には抗菌薬治療を実施しませんが、例外があります。「妊婦」と「内視鏡的泌尿器手術が予定されている患者」です[10,11]。妊婦の無症候性細菌尿を無治療のままにしておくと、腎盂腎炎、早産、低体重児、子癇前症、周産期死亡が引き起こされる危険性が高くなります。内視鏡的泌尿器手術前の患者では、手術後に菌血症およびウロセプシスになる危険性が高くなります。

Point
　無症候性細菌尿では抗菌薬治療は必要ない。妊婦と内視鏡的泌尿器手術前の患者では治療する。

➡ 無症候性細菌尿に使用する抗菌薬
- 妊婦の場合
  ケフラール® 250mg を1日3回【経口】×3日間
- 内視鏡的泌尿器手術前の患者の場合
  クラビット® 500mg を1日1回【経口】×7日間

⑥ 皮膚・軟部組織感染症

　皮膚・軟部組織感染症は皮膚表面に限局した軽症の感染症から、皮下組織や筋膜にまで達する壊死性筋膜炎のような生命予後に関わる重症の感染症までの幅広い疾患です。原因菌は黄色ブドウ球菌とA群溶血性連鎖球菌がほとんどですが、患者の基礎疾患によってはグラム陰性桿菌や嫌気性菌が原因菌になることがあります。ここでは救急外来で遭遇することの多い「蜂窩織炎（蜂巣炎）」「壊死性筋膜炎」「ブドウ球菌性熱傷様皮膚症候群」「動物咬傷」について解説します。

1 蜂窩織炎（蜂巣炎）

　蜂窩織炎は主に黄色ブドウ球菌による皮膚感染症ですが、A群溶血性連鎖球菌が原因菌のこともあります。また、糖尿病性足壊疽に伴う蜂窩織炎ではグラム陰性桿菌や嫌気性菌が原因菌のことがあります。下肢に生じた場合は深部静脈血栓症との鑑別を要します。通常の治療に反応せず、急速に拡大して全身症状を伴う場合は壊死性筋膜炎の可能性があります。

> **Point**
> 蜂窩織炎は主に黄色ブドウ球菌による皮膚感染症であるが、急速に拡大した場合は壊死性筋膜炎を疑う。

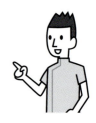

➡ **蜂窩織炎を外来治療するときに使用する抗菌薬**
　ケフラール® 250mg を1日3回【経口】×7日間

➡ **蜂窩織炎を入院治療するときに使用する抗菌薬**
　セファメジン® 1g を1日3回【点滴静注】
　　or
　ユナシン®-S 3g を1日3回【点滴静注】

2　壊死性筋膜炎

　壊死性筋膜炎には単一菌型（黄色ブドウ球菌、A 群溶血性連鎖球菌など）によるものと、複数菌型（腸内細菌科細菌、緑膿菌など）によるものがあります。前者は基礎疾患のない人で発生し、後者は糖尿病性足壊疽や難治性潰瘍などの基礎病変のある人で発生します。単一菌型による壊死性筋膜炎であっても、発症初期は複数菌型と区別できないことがあるので、最初は広域抗菌薬を用います。

➡ **壊死性筋膜炎に使用する抗菌薬（初期治療として）**
　メロペン® 1g を1日3回【点滴静注】
　　or
　ゾシン® 4.5g を1日4回【点滴静注】

3 ブドウ球菌性熱傷様皮膚症候群

　ブドウ球菌性熱傷様皮膚症候群（SSSS：Staphylococcal Scalded Skin Syndrome）は黄色ブドウ球菌が産生する表皮剥奪毒素による皮膚感染症です。新生児から6歳までの乳幼児にみられますが、特に、新生児は皮剥奪毒素に感受性があるので、生後3〜7日で発症することがあります。成人での発症はほとんどありません。

> **Point**
> ブドウ球菌性熱傷様皮膚症候群は新生児から幼児にみられ、成人で発症することはない。

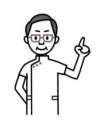

　ブドウ球菌性熱傷様皮膚症候群では、発熱とともに口囲の潮紅と眼脂がみられます。その後、痂皮と口囲の放射状亀裂が形成されて、皮膚の発赤が下行性に全身に拡散してゆきます。顔面、頸部、腋窩、鼠径部などでは皮膚の発赤が強く、触れると痛く、擦過にて皮膚が剥けたり水疱になります。これをニコルスキー現象といいます。原因菌は黄色ブドウ球菌ですが、市中感染型MRSAによるものが増えています。通常は1週間ほどで改善しはじめ、3〜4週間で治癒しますが、新生児や重症患者では入院治療が必要です。

> **Point**
> ブドウ球菌性熱傷様皮膚症候群の原因菌は黄色ブドウ球菌である。最近は市中感染型MRSAが原因菌のことが増加している。

➡ **ブドウ球菌性熱傷様皮膚症候群で使用する抗菌薬**
［ここでは小児用量の目安を記載してありますが、投与前には必ず添付文書にて投与回数および投与量を確認してください。］
セファメジン® 20〜30mg/kg を1日3回【点滴静注】
　　　or
ユナシン®-S 20〜50mg/kg を1日3回【点滴静注】
■ MRSA が原因菌の場合
塩酸バンコマイシン®
小児・乳児 → 40mg/kg を1日2〜4回 分割【点滴静注】
新生児 → 10〜15mg/kg を1日2〜3回【点滴静注】

4 動物咬傷

　動物による咬傷の約80% が犬によるものです。パスツレラ属（*Pasturella* spp.）が犬咬傷の約50%、猫咬傷の約75% にみられますが、黄色ブドウ球菌や連鎖球菌も問題となります。嫌気性菌［バクテロイデス属（*Bacteroides* spp.）など］も咬傷後の感染症を引き起こすことがあります。カプノサイトファーガ・カニモルサス（*Capnocytophaga canimorsus*）は動物咬傷の後に菌血症や重症敗血症をきたすことがあり、特に無脾症や肝疾患の患者でみられます。

　猫咬傷は犬咬傷に比べて、挫滅や外傷は小さいですが、骨髄炎や敗血症性関節炎になりやすく、重症化しやすいので注意が必要です。また、手の咬傷は他の部位よりも重症になる傾向があります。皮膚直下に骨が存在するので、動物の牙が骨に容易に到達するからです。

動物咬傷では局所の洗浄・デブリードマンなどの外科的処置および破傷風の予防（p112参照）を実施します。国内で犬に咬まれても狂犬病ワクチンの接種は必要ありません。しかし、海外渡航中の咬傷や輸入10日以内の動物による咬傷では狂犬病ワクチンを接種します。

> **Point**
> 動物咬傷ではパスツレラ属、黄色ブドウ球菌、連鎖球菌など複数菌による感染を考慮する。

> **Point**
> 動物咬傷では破傷風の予防を行う。国内の犬咬傷では狂犬病を心配する必要はない。

➡ **動物咬傷で使用する抗菌薬**
　■ 予防内服の場合
　　「オーグメンチン®（250RS）1錠＋サワシリン® 250mg」を1日3回【経口】＊×3日間　（＊→p142参照）
　■ 咬傷部位の蜂窩織炎の場合
　　ユナシン®-S 3gを1日3回【点滴静注】

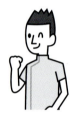

❼ 発熱性好中球減少症

　外来で抗がん治療が実施されている患者が、主治医の予期しない程度まで好中球が減少し、発熱や体調不良ということで救急外来に受診することがあります。全身状態が悪ければ、救急車来院で受診することもあります。好中球減少患者での発熱は、危機的な状況であることを認識しなければなりません。

　好中球減少患者とは「好中球500/μL 未満の患者」もしくは「500/μL 未満までの低下が予測される1,000/μL 未満の患者」と定義されます。抗がん治療によって消化管の粘膜が障害されて、糜爛(びらん)や潰瘍が形成され、破綻した粘膜から血流に病原体が入り込んだり、血管内カテーテルなどのデバイス刺入部などから血流に侵入することによって発熱します。この場合、緑膿菌などのグラム陰性桿菌、コアグラーゼ陰性ブドウ球菌などが原因菌のことが多いことが知られています。緑膿菌の菌血症となったときは、患者はショックとなり、状態が一気に悪化するので、それを防ぐために抗緑膿菌活性のある抗菌薬を迅速に投与しなければなりません。抗菌薬の投与前に血液培養を複数セット採取することも大切です。

> **Point**
> 発熱性好中球減少症の患者では血液培養を複数セット採取し、抗緑膿菌活性のある抗菌薬を迅速に投与する。

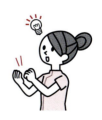

➡ **発熱性好中球減少症に使用する抗菌薬**
　　マキシピーム® 2gを1日2回【点滴静注】
　　　　or
　　ゾシン® 4.5gを1日4回【点滴静注】
　　　　or
　　メロペン® 1gを1日3回【点滴静注】

＊この処方は通称「オグサワ」と呼ばれているものです。オーグメンチン®のアモキシシリン（AMPC）とクラブラン酸（CVA）の配合比はAMPC：CVA＝2：1です。AMPCを高用量で投与するということで、オーグメンチン® 6錠/日に増量してAMPC 1,500mgにすると、CVAが過量となり下痢が多くなります。CVAはβラクタマーゼ阻害薬なので増量しても抗菌活性の増加はありません。そのため、オーグメンチン®に、AMPC単剤を併用することによって、十分な効果を得つつ、副作用を減らすことができます。ただ、保険診療で認められないことがあるので注意を要します。小児用のクラバモックス®については配合比がAMPC：CVA＝14：1であり、配合の比率は改善されています。

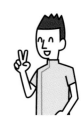

Reference

1) CDC：Get smart：Know when antibiotics work：Adult treatment Recommendations.
   http://www.cdc.gov/getsmart/community/for-hcp/outpatient-hcp/adult-treatment-rec.html
2) CDC：Grand Rounds：Getting smart about antibiotics.
   http://www.cdc.gov/mmwr/pdf/wk/mm6432.pdf
3) Wenzel RP, et al：Clinical practice. Acute bronchitis. N Engl J Med 355(20)：2125-2130, 2006
4) 国立感染症研究所：感染症法に基づく医師届出ガイドライン（初版）　百日咳.
   https://www.niid.go.jp/niid/images/epi/pertussis/pertussis_guideline_180425.pdf
5) CDC：Get Smart：Know When Antibiotics Work：Adult Treatment Recommendations.
   http://www.cdc.gov/getsmart/community/for-hcp/outpatient-hcp/adult-treatment-rec.html
6) Fine AM, et al ：Large-scale validation of the Centor and McIsaac scores to predict group A streptococcal pharyngitis. Arch Intern Med 172(11)：847-852, 2012
7) 日本呼吸器学会医療・介護関連肺炎（NHCAP）診療ガイドライン作成委員会：医療介護関連肺炎診療ガイドライン，社団法人日本呼吸器学会，東京，2011
8) 日本呼吸器学会市中肺炎診療ガイドライン作成委員会：成人市中肺炎診療ガイドライン，社団法人日本呼吸器学会，東京，2007
9) 日本呼吸器学会成人肺炎診療ガイドライン2017作成委員会：成人肺炎ガイドライン2017，一般社団法人日本呼吸器学会，東京，2017
10) Nicolle LE, et al：Clinical practice guideline for the management of asymptomatic bacteriuria：2019 Update by the Infectious Diseases Society of America. Clinical Infectious Diseases 68(10)：e83-e110, 2019
11) Lin K, et al ：U.S. Preventive Services Task Force ：Screening for asymptomatic bacteriuria in adults ：evidence for the U.S. Preventive Services Task Force reaffirmation recommendation statement. Ann Intern Med 149(1)：W20-W24, 2008

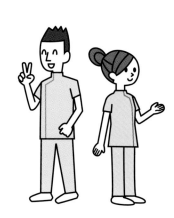

第8章

医療従事者のための感染対策

　医療従事者を患者が保有している病原体から守るためには、個人防護具の適切な着用や環境整備の充実などが必要ですが、「血液・体液曝露の防止と曝露後対策」および「医療従事者のワクチン接種」も大切です。

① 血液・体液曝露の防止と曝露後対策

1 血液・体液曝露の防止

　医療従事者の健康を脅かす血液・体液曝露の1つとして、採血などに用いた注射針で手指を刺してしまう「針刺し」があります。針刺しは血液・体液曝露の中で、医療従事者の生命と健康を最も脅かす出来事です。患者がB型肝炎ウイルス（HBV：Hepatitis B Virus）、C型肝炎ウイルス（HCV：Hepatitis C Virus）、ヒト免疫不全ウイルス（HIV：Human Immunodeficiency Virus）などの血液媒介病原体に感染していれば、医療従事者にそれらの病原体が伝播してしまうかもしれません。従来は、このような状況を「針刺し事故」と呼んでいました。しかし、これはaccident（事故；予測が困難、回避が困難）ではなく、

injury（損傷；予測が可能、予防が可能）であることから、現在は「針刺し」または「針刺し損傷」（needle stick injury）と呼んでいます。ここでは、特に「針刺し」について解説します。

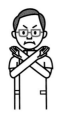
針刺しを防ぐために、リキャップをしないようスタッフを教育します。しかし、臨床現場ではやむを得ずリキャップせざるを得ないことがあります。この場合はキャップをテーブルの上などにおいて、針付き注射器でキャップをすくい上げるようにしてリキャップします。両手でキャップと注射器を保持してリキャップしてはいけません。

このような針刺し予防の教育は重要ですが、医療従事者が針刺しを発生させないような環境を整えることも大切です。そのために、静脈留置針や翼状針などは安全器材（鋭利器材損傷防止機能付き安全器材）を用いるようにします。現在は様々なタイプのものが使用されていますが、自動的に作動するパッシブタイプの安全器材を導入することが大切です。

しかし、すべての臨床現場で安全器材が利用できるということはありません。筋肉注射や皮下注射のときでは安全器材が利用できないことが多いと思います。その場合、鋭利物はそのまま廃棄ボックスに廃棄することが大切であり、病室などで注射や採血などをするときには廃棄ボックスも同時に持ち込みます。

安全器材や廃棄ボックスは導入すれば安心ということはありません。適切な使用と管理が大切です。例えば、血管内留置針が安全器材であっても、患者の血管内に入らなかったということで、安全装置を作動させずに、2回目の刺入をしようとしたときに自分の指を刺してしまうことがあります。廃棄ボックスについても、内容物の量を確認しようとして針刺しすることがあります。このようなことから、安全器材や廃棄ボックスを導入したときには十分な教育が必要です。

2 血液・体液の曝露後対策

　針刺しが発生したときは、石鹸と流水にて創部の血液や体液を洗い流します[1]。創部を消毒薬で消毒したり、創部から液を絞り出す必要はありません[1]。もちろん、創部から液を絞り出しても構いませんが、そのようなことに時間を費やすのではなく、次の段階に移行することが大切です。針刺しによるHIV曝露が発生した場合には、抗HIV薬の予防内服を迅速に開始する必要があるので、絞り出しに時間を消耗すべきではありません。

> **Point**
> 針刺しが発生したときに迅速に実施すべきことは、石鹸と流水にて創部の血液や体液を洗い流すことである。

　昔から、針刺しによって感染する可能性は「HBV 30%、HCV 3%、HIV 0.3%」といわれてきました。これは、HBVが最も感染力が強く、HCVはその1/10、HIVは1/100であるということを示しています。現在は医療従事者のほとんどがHBVワクチンの接種によってHBs抗体を獲得しているので、HBVに感染する可能性は極めて少ないといえます。針刺しによるHIV曝露でも、HIV感染者／エイズ患者は強力な抗HIV薬の内服によって、血液中のウイルス量は著しく減少しているので、感染する可能性はほとんどありません。さらに、曝露した医療従事者も抗HIV薬を予防内服するので、職業感染することはまずありません。

> **Point**
> 針刺しで感染する可能性は、血液媒介病原体の中でHBVが最も高い。

3 HBVの曝露後対策

　針刺しによるHBV曝露が発生した場合、曝露者の「HBs抗体の有無」およ

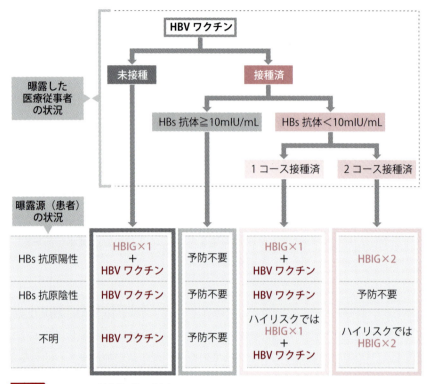

図9 HBV の針刺し後の対応

び「HBV ワクチンの接種歴」によって対応が異なります（図9）。曝露者が HBs 抗体を持っていれば、HBV に感染することはないので、特に処置はありません[1]。しかし、HBs 抗体を持っていなければ、B型肝炎免疫グロブリン（HBIG：Hepatitis B Immune Globulin）や HBV ワクチンを投与します。これらは針刺し後できるかぎり迅速に（24時間以内に）投与します[1]。

Point

針刺しによる HBV 曝露が発生した場合、曝露者の HBs 抗体の有無および HBV ワクチン接種歴で対応が決まる。

4 HCVの曝露後対策

針刺しによるHCV曝露後の対応では免疫グロブリン製剤やα-インターフェロンなどは使用しません[1]。これらの有効性については確認されておらず、むしろ副作用の方が問題となるからです。したがって、針刺しによるHCV曝露の場合は、経過観察のみとなります。この場合、曝露後48時間以内に医療従事者のHCV抗体を検査します。これは針刺しの時点で医療従事者がHCVに感染していないことを確認するためです。針刺し時に感染していないことが確認されたら、曝露後3週間以上経過してからHCV RNAを検査します。ここでHCV RNAが検出されなければフォローアップは終了となります。検出された場合にはHCVに感染したと判断されるので、専門医に紹介します（図10）[2]。

> **Point**
> HCV曝露が発生した場合は経過観察のみとなる。針刺ししてから3週間以上経過したところでHCV RNAを検査して、感染の有無を確認する。

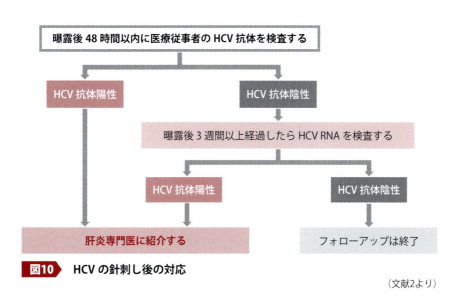

図10　HCVの針刺し後の対応

（文献2より）

5 HIVの曝露後対策

2005年、米国疾病管理予防センター（CDC：Centers for Disease Control and Prevention）は『医療従事者におけるHIVの職業感染』を報告しました[3]。この資料によると、1999年以降の職業感染の確定例は、僅か1例でした。この症例はHIVの培養中に針刺しをした検査技師でした。抗HIV薬の進歩によって、臨床現場では針刺しによるHIVの職業感染の危険性はほとんどなくなったといえます。針刺しによるHIV曝露後の対応は、必要時の抗HIV薬の予防内服と曝露後の経過観察となります。

❶抗HIV薬の予防内服

針刺しによるHIV曝露が発生した場合、曝露を評価して予防内服が必要か否かを判定します。HIVに感染する危険性が無視できるほどの曝露では、予防内服の必要はありません。しかし、評価した結果、予防内服が必要と判断された場合には、迅速に開始します。

予防内服のレジメは「ツルバダ®（エムトリシタビン＋テノホビルの合剤）およびアイセントレス®（ラルテグラビル）」の4週間の内服です[4]。予防内服が必要であると判断したときには、迅速に開始しますが、針刺し後に時間が経過してから曝露源の患者のHIV感染が判明することがあります。この場合、針刺しをしてから36時間以上が経過していても、必要であれば予防内服を開始します。

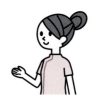

Point

抗HIV薬の予防内服ではツルバダ®およびアイセントレス®を4週間内服する。

❷ HIV 曝露後の経過観察

　針刺しによる HIV 曝露では4ヶ月間以上の経過観察が必要です[4]。ただし、HIV と HCV に重複感染している患者の血液による針刺しで、医療従事者が HCV に感染したならば、12ヶ月間が経過するまで、HIV について経過観察します。針刺しからの時間的経過にかかわらず、急性 HIV 感染症の症状（発熱、リンパ節腫脹、咽頭痛、多発関節痛など）がみられれば、HIV 検査を実施します。

> **Point**
> 　針刺しによる HIV 曝露後の経過観察期間は4ヶ月間である。HIV と HCV に重複感染している患者の針刺しによって、医療従事者が HCV に感染した場合は HIV の経過観察期間を12ヶ月間とする。

❷ 医療従事者のワクチン接種

1 HBV ワクチン

　HBV 感染者の血液が付着した注射針で針刺しした場合、HBV に感染する可能性があります。しかし、HBV は針刺しをしなくても感染することがあることを知っておいてください。

　HBV は環境表面の乾燥した血液の中で1週間以上、生存し続けることができます。そのような部位に手指などが触れ、皮膚の引っ掻き傷や擦り傷などから、HBV が体内に侵入することがあります。このような曝露による感染を防ぐために、すべての医療従事者は HBV ワクチンを接種して、HBs 抗体を獲得しておきます[5]。妊婦であっても、HBV ワクチンは安全に接種できます。

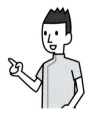

HBVワクチンの1コースは3回接種です。1回目の接種、1回目の1ヶ月後に2回目の接種、1回目の6ヶ月後に3回目を接種します。そして、1コースが終了してから1〜2ヶ月後にHBs抗体検査を実施します。

> **Point**
> HBVは環境表面の乾燥した血液の中で1週間以上、生存し続けることができる。

> **Point**
> すべての医療従事者はHBVワクチンを接種すべきである。妊婦にも安全に接種できる。

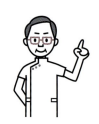

　HBVワクチンにて10mIU/mL以上のHBs抗体を獲得したいのですが、1コース目の接種を実施しても、十分なHBs抗体価を獲得できない人がいます。このような人には2コース目の接種を実施します。1コース目でHBs抗体を獲得できない人の30〜50%が2コース目で獲得できるからです。しかし、2コース目の接種を実施しても、HBs抗体を獲得できない人には3コース目以降は実施しません[6]。このような人には「HBVに曝露しないように標準予防策を実施する」「HBVに曝露すると、感染する危険性があるので、B型肝炎用免疫グロブリンを投与する必要がある」「倦怠感などのB型肝炎症状がみられた場合には受診する」などを説明します。

> **Point**
> HBVワクチンの1コース目でHBs抗体を獲得できなければ、2コース目まで実施する。

HBs抗体がHBVワクチンの接種によって獲得されても、年月の推移とともに、次第に抗体価が減弱し、8年以上経過すると約60%の人で検出されなくなります。このような人であっても、HBVへの曝露によって、急性肝炎や慢性感染に罹患することはないので、HBVワクチンを追加接種する必要はありません[1,6]。

　通常、HBVに感染すると、潜伏期間（1～6ヶ月間：平均3ヶ月間）の後に肝酵素が上昇します。HBs抗体はさらに1～2ヶ月間ほど経過してから増加します。しかし、HBs抗体を獲得したことのある人にHBVが侵入した場合、HBs抗体は74～100%の人で迅速（2～4週間）に増加します[1]。すなわち、HBV感染症の潜伏期間が終わる頃には血流中にHBs抗体が流れていることになります。

> **Point**
> HBVワクチンの接種によってHBs抗体が一度獲得されれば、年月の推移とともに抗体価が減弱して検出感度以下となっても、HBVワクチンを追加接種する必要はない。

2 インフルエンザワクチン

　救急外来では、医療従事者がインフルエンザに曝露する危険性が常にあります。そのため、インフルエンザワクチンの接種は必須です。妊娠しているということで接種を辞退する人がいますが、それは適切な判断ではありません。妊婦こそ、積極的に接種しなくてはならないのです。

　妊婦はインフルエンザに罹患すると重症化することがあります[8]。それにはいくつかの理由があります。まず、妊婦は横隔膜が子宮によって押し上げられているので、肺気量が低下しています。心拍数や酸素消費が増加しており免疫機能も変化しています[7]。肺炎などの二次合併症を併発する妊婦もいます。また、自然流産や早産も報告されています。特に肺炎を合併した妊婦ではそのような事例が多くみられます[8]。

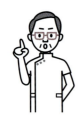
妊婦がインフルエンザに罹患すると、胎児にもダメージが与えられることがあります。実際、妊娠早期（妊娠1週目〜12週目）の高熱では胎児の神経管閉鎖障害を引き起こす危険性が2倍になり、その他の先天性異常が引き起こされることがあります[8]。出産時に母体が高熱を呈すれば、新生児痙攣、脳性麻痺、新生児死亡などが引き起こされることがあります[8]。

妊婦にインフルエンザワクチンを接種すれば、抗体が産生され、それが胎盤を移行して胎児に到達します。その結果、生後6ヶ月までの乳児ではインフルエンザに罹患する危険性が63%減少します[9]。

それでも、妊婦にインフルエンザワクチンを接種すると胎児に副反応が出現するのでは、と心配する人もいますが、妊婦2,000人以上を対象とした研究によると、胎児には影響しないことが示されました。また、米国では2000年〜2003年に約200万人の妊婦がインフルエンザワクチンを接種されましたが、有害事象の報告は僅か20人に過ぎませんでした[7]。その内訳は接種部位反応、発熱、頭痛、筋肉痛などでした。流産が3件報告されましたが、ワクチンは関連しなかったという結論でした。

Point

妊婦へのインフルエンザワクチン接種では胎児に副反応はみられない。また、出生後の乳児には有益である。

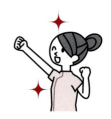

3 麻疹・風疹・水痘・ムンプスワクチン

　医療従事者が麻疹・風疹・水痘・ムンプスに罹患すると、院内感染の感染源になり得ます。そのため、これらの感染症に対する免疫を獲得しておかなければなりません。この場合、2回のワクチン接種が重要です。2回接種したにもかかわらず、抗体が不十分となる人もいますが、このような人も「免疫のエビデンスあり」として取り扱って構いません[10,11]。

> **Point**
> 麻疹・風疹・水痘・ムンプスワクチンを2回接種しても、抗体価が不十分なことがあるが、「免疫のエビデンスあり」として取り扱ってよい。

　医療従事者は日常的に免疫不全患者や妊婦をケアしていますが、医療従事者にこれらのワクチンを接種することによって、ワクチンウイルスが体内で増殖し、患者に伝播することはありません。正常免疫の人では、ワクチンウイルスの増殖は免疫によって抑制されるので、周囲の人に伝播することはありません。しかし、免疫不全患者に接種してしまうとウイルスは体内で著しく増殖し、周囲の人に伝播させることがあります。

　実際、水痘ワクチンを接種された人から周囲の人へのワクチンウイルスの伝播についての研究がありますが、正常免疫の人から周囲への伝播は5,500万接種当たり5人程度でした。一方、白血病患者に接種した事例では、ワクチンウイルスの伝播は88接種当たり15人（17%）でした[12]。

> **Point**
> 正常免疫の人に麻疹・風疹・水痘・ムンプスワクチンを接種しても、周囲の人にワクチンウイルスが伝播することはない。

麻疹・風疹・水痘・ムンプスワクチンは弱毒生ワクチンなので、妊婦に接種することはできません。妊娠可能年齢の女性では約1ヶ月間避妊した後に接種します。ワクチンを接種したら、約2ヵ月間は妊娠しないように指導しなければなりません。また、免疫不全の人にも接種できません。

Point

麻疹・風疹・水痘・ムンプスワクチンは妊婦や免疫不全の人には接種できない。

Reference

1) CDC：Updated U.S. Public Health Service：Guidelines for the management of occupational exposures to HBV, HCV, and HIV and Recommendations for postexposure prophylaxis, 2001.
http://www.cdc.gov/mmwr/PDF/rr/rr5011.pdf
2) CDC：Viral infection：Hepatitis C information.
https://www.cdc.gov/hepatitis/hcv/profresourcesc.htm
3) CDC：Occupationally acquired HIV infection among health care workers — United States, 1985-2013.
http://www.cdc.gov/mmwr/preview/mmwrhtml/mm6353a4.htm
4) Kuhar DT, et al：Updated US Public Health Service Guidelines for the management of occupational exposures to human immunodeficiency virus and recommendations for postexposure prophylaxis. Infect Control Hosp Epidemiol 34(9)：875-892, 2013
5) CDC：CDC Guidance for evaluating health-care personnel for hepatitis B virus protection and for administering postexposure management, 2013.
https://www.cdc.gov/mmwr/pdf/rr/rr6210.pdf
6) CDC：Guideline for infection control in health care personnel, 1998.
http://www.cdc.gov/hicpac/pdf/infectcontrol98.pdf
7) CDC：Guidelines for vaccinating pregnant women.
http://www.cdc.gov/vaccines/pubs/preg-guide.htm
8) CDC：Pregnant women and novel influenza A (H1N1) virus：Considerations for clinicians.
http://www.cdc.gov/h1n1flu/clinician_pregnant.htm
9) Zaman K, et al：Effectiveness of maternal influenza immunization in mothers and infants. N Engl J Med 359(15)：1555-1564, 2008
10) CDC：Prevention of measles, rubella, congenital rubella syndrome, and mumps, 2013.
http://www.cdc.gov/mmwr/pdf/rr/rr6204.pdf
11) CDC：Prevention of varicella：Recommendations of the Advisory Committee on Immunization Practices (ACIP).
http://www.cdc.gov/mmwr/pdf/rr/rr5604.pdf
12) CDC：Hepatitis A & B vaccines：Be Sure Your Patients Get the Correct Dose.
http://www.immunize.org/catg.d/p2081.pdf

第9章

救急隊員・フライトスタッフ、搬送時の感染対策

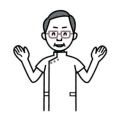

　救急医療の感染対策は、患者が病院に到着したときから始まるのではありません。救急現場から病院に患者が搬送されるときにも感染対策が実施されなければなりません。救急車、ドクターカー、ドクターヘリでは医師や看護師ばかりでなく、救急隊員、救急救命士、パイロット、整備士も活動しています。彼らもまた、患者が保有している病原体に曝露する可能性があるからです。本章では救急車、ドクターカー、ドクターヘリでは病原体がどのように伝播するのか、そして、その感染対策はどうするのかについて解説します。

① 救急車、ドクターカー、ドクターヘリにおける病原体の伝播

　日常的に救急車が救急患者を病院に搬送しています。最近は救急救命士の活躍によって、救命率が飛躍的にアップしています。救急救命士は救急車で搬送中も、傷病者の救急救命処置を行うことができるからです。救急救命士が行う

救急救命処置には、心肺停止時の電気ショックや薬剤の投与、気道確保や気管挿管の他、心肺機能停止前の重症患者に対する静脈路確保および輸液、血糖測定、並びに低血糖発作患者へのブドウ糖溶液の投与などがあります。

　さらに、ドクターカーやドクターヘリによって、初期治療が早期から開始できるようになりました。また、救急外来に患者の情報が詳細に提供されるため、患者が救急外来に到着した時点で、手術や輸血開始などを迅速に実施することができるのです。ドクターカーには救急隊員、医師、看護師が搭乗し、ドクターヘリには医師（フライトドクター）、看護師（フライトナース）、パイロット、整備士が搭乗します。ドクターカーは「走る救急救命室」であり、ドクターヘリは「空飛ぶ救急救命室」です。

　救急車、ドクターカー、ドクターヘリの医師、看護師、救急救命士が患者に最初に接触する場所は屋外です。救急車やドクターカーでは事故現場や疾患発症現場から救命処置が始まり、ドクターヘリではランデブーポイント（救急隊とドクターヘリが合流する緊急離着陸場のことで、通常は学校グラウンドや駐車場など）から始まります。

　このような状況は救急外来診察室や救急救命室とは大きく異なります。病院内のように風雨から守られることはなく、冷暖房完備でもなく、医療処置を行うには厳しい環境で救急医療を実施しなければなりません。そのため、病院内では発生しないような血液・体液曝露を経験する機会が多くなります。患者の多くは交通外傷などの出血を伴う状況であり、また、現場にて血管確保や気道確保などを実施するため、血液や呼吸器飛沫のような体液に曝露する危険性が極めて高いのです。

> **Point**
> 救急車、ドクターカー、ドクターヘリの救急現場では血液や体液に曝露する危険性が高い。

さらに、救急車、ドクターカー、ドクターヘリの内部は「患者と空気を共有する閉鎖環境」であることから、インフルエンザ、麻疹、結核などの患者を搬送する場合は同乗者(救急隊員、救急救命士、医師、看護師)に病原体が伝播する可能性があります。

> **Point**
> 救急車、ドクターカー、ドクターヘリの内部は狭い閉鎖空間であることから、飛沫感染や空気感染する病原体に感染する危険性がある。

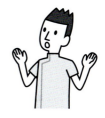

❷ 救急車、ドクターカー、ドクターヘリにおける感染対策

救急車、ドクターカー、ドクターヘリでは血液・体液曝露の防止を徹底するとともに、曝露した場合の曝露後対策が必要となります。まず、救急医療を担うすべての者はHBVワクチンを接種しておかなければなりません。医師、看護師、救急隊員のみが接種するのではありません。パイロットや整備士も接種していなければなりません。通常、HBVは日常生活で伝播することはありません[1]。そのため、観光用ヘリコプターのパイロットにはHBVワクチンの接

種は必須ではありません。しかし、ドクターヘリでは、その内部に医療環境が持ち込まれていることから、環境表面にHBVが付着している可能性があります。そのような環境表面に触れた際に、手指にある目には見えないほど小さな引っ掻き傷などからHBVが体内に侵入するのです[2]。血液で汚染されている環境表面に触れる可能性のあるドクターヘリのパイロットや整備士にも、HBVワクチンは必須なのです。

> **Point**
>
> 救急車、ドクターカー、ドクターヘリの搭乗者のすべてがHBVワクチンを接種しておく。これにはパイロットや整備士も含まれる。

　救急隊員、医師、看護師は血液・体液曝露が予想される場合、個人防護具を着用します[3]。この場合、ガウン、サージカルマスク、ゴーグル（フェイスシールド）、手袋などが用いられます。針刺しなどで血液に曝露した場合には曝露後対策（p147参照）を実施します。パイロットや整備士が患者に直接触れることもありますので、血液に曝露した場合には、やはり、曝露後対策が必要です。

> **Point**
>
> 血液・体液曝露が予想されるならば、個人防護具を着用する。血液曝露が発生したら、曝露後対策を実施する。

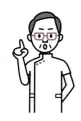
患者がインフルエンザや麻疹などに罹患していることを搬送時や救命処置時に予め知ることはできません。そのため、インフルエンザワクチン、麻しん・風しんワクチンなどは必ず接種して、免疫を獲得しておきます。また、年に1回はインターフェロンγ放出アッセイ（p71参照）や胸部レントゲンなどによる結核のチェックも実施します。

Point

救急車、ドクターカー、ドクターヘリに搭乗するスタッフは、インフルエンザワクチン、麻しん・風しんワクチンなどを接種して、免疫を獲得しておく。

Point

結核対策として、年に1回はインターフェロンγ放出アッセイや胸部レントゲンなどを実施する。

Reference

1) CDC：Hepatitis B Questions and Answers for health professionals.
http://www.cdc.gov/hepatitis/HBV/HBVfaq.htm
2) CDC：Updated U.S. Public Health Service Guidelines for the management of occupational exposures to HBV, HCV, and HIV and Recommendations for postexposure prophylaxis.
http://www.cdc.gov/mmwr/PDF/rr/rr5011.pdf
3) CDC：2007 Guideline for isolation precautions：Preventing transmission of infectious agents in healthcare settings.
https://www.cdc.gov/infectioncontrol/pdf/guidelines/isolation-guidelines-H.pdf

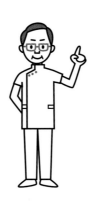

付録　抗菌薬の系統・一般名・略号・主な商品名

　救急外来では様々な抗菌薬が利用されています。ここでは第7章で出てきた抗菌薬の系統・一般名・略号・主な商品名を記載します。

抗菌薬		略号	主な商品名
系統	一般名		
ペニシリン系	アモキシシリン （amoxicillin）	AMPC	サワシリン®
	クラブラン酸/アモキシシリン （clavulanate/amoxicillin）	CVA/ AMPC	オーグメンチン®
	スルバクタム/アンピシリン （sulbactam/ampicillin）	SBT/ ABPC	ユナシン®-S
	タゾバクタム/ピペラシリン （tazobactam/piperacillin）	TAZ/ PIPC	ゾシン®
セファロスポリン系	セファクロル （cefaclor）	CCL	ケフラール®
	セファゾリン （cefazolin）	CEZ	セファメジン®
	セフトリアキソン （ceftriaxone）	CTRX	ロセフィン®
	セフェピム （cefepime）	CFPM	マキシピーム®
カルバペネム系	メロペネム （meropenem）	MEPM	メロペン®
マクロライド系	アジスロマイシン （azithromycin）	AZM	ジスロマック®
フルオロキノロン系	レボフロキサシン （levofloxacin）	LVFX	クラビット®
テトラサイクリン系	ミノサイクリン （minocycline）	MINO	ミノマイシン®
ポリペプチド系	バンコマイシン （vancomycin）	VCM	塩酸バンコマイシン®

おわりに

　日常診療では現病歴の聴取、身体診察、画像や血液検査などの結果が得られてから、治療のための処置（点滴や薬剤の処方など）が行われます。しかし、救急救命室では重症患者が病院に到着した時点で救命処置が始まります。そして、救命処置をしながら、家族や同伴者から状況を聞き出してゆきます。救急外来診察室においても、現病歴の聴取にあまり時間をかけることができないことを頻繁に経験します。そのような状況では、患者がどのような病原体を保有しているかを知ってから処置をすることはできません。すなわち、救急外来では患者の持つ病原体に感染してしまう危険性の高い状況で、医療従事者は業務をしているのです。

　重症患者を集中治療室に移動させてからは、濃厚な医療処置のために、医療従事者の手指が患者へ頻回に触れることになります。医療従事者の手指は患者から患者への「多剤耐性菌の媒介物」といえます。そのような媒介物が日和見病原体に脆弱な重症患者へ頻回に触れることから、多剤耐性菌対策を徹底しなければなりません。

　すなわち、救急医療こそが感染対策を徹底しなければならない分野であるといえます。それにもかかわらず、救命処置が最優先されるため、感染対策が後回しになってしまうことがあります。このことは救命するためには当然のことかもしれません。しかし、感染対策を犠牲にせざるを得ないほどの超重症患者を頻繁に経験することはないと思います。ときどき超重症患者に遭遇するからといって、その他の患者においても感染対策が不十分になることは適切ではありません。

　常に時間に追われるような状況で業務している救急医療のスタッフにも、どうしても知っていただきたい感染対策があります。それを本書において隈なく記述しました。読者の皆様のお役に立てれば幸いです。

Reference Books

- 矢野邦夫：手術医療の感染対策がわかる本、ヴァン メディカル、東京、2018

- 矢野邦夫：見える！わかる！！ 病原体はココにいます。、ヴァン メディカル、東京、2015

- 矢野邦夫：知って防ぐ！耐性菌2　MDRA・VRE・PRSP・CRE、ヴァン メディカル、東京、2015

- 矢野邦夫：知って防ぐ！耐性菌　ESBL産生菌・MRSA・MDRP、ヴァン メディカル、東京、2014

- 矢野邦夫：感染制御INDEX100の原則、ヴァン メディカル、東京、2011

- 矢野邦夫：感染制御の授業―30日間基本マスター、ヴァン メディカル、東京、2009

- 矢野邦夫：もっともっと　ねころんで読める抗菌薬、メディカ出版、大阪、2016

- 一般社団法人 日本感染症学会：感染症専門医テキスト 第Ⅰ部 解説編　改訂第2版、南江堂、東京、2017

- APIC : APIC Implementation Guide, Guide to Infection Prevention in Emergency Medical Services, 2013

Index

あ
- 遊び場…16
- アトピー性疾患…96

い
- イソニアジド…89
- 一次結核…55
- 医療・介護関連肺炎…126、130
  - ―の定義…126
- インターフェロンγ放出アッセイ…71
- 院内感染型 MRSA…79
- インフルエンザ…57、73
  - ―ウイルス…115
  - ―ワクチン…153

う
- ウイルス性出血熱…75
- ウエストナイル熱・脳炎…75
- ウロセプシス…134

え
- 鋭利器材損傷防止機能付き安全器材…146
- 壊死性筋膜炎…137
- エボラ出血熱…75

お
- 黄熱…75

か
- 海外で治療を受けた患者…118
- 外国人患者…117
- 介護施設入居患者…109
- 疥癬…65
  - ―虫…65
- 回虫症…75
- 角化型疥癬…67
- カテーテル関連血流感染…35

- カテーテル由来血流感染…35
- カーテン…21
- カルバペネマーゼ産生腸内細菌科細菌…90
- カルバペネム耐性腸内細菌科細菌…90
- 環境表面の消毒…43
- 環境表面の洗浄と消毒…19
- 玩具…16

き
- 気管内チューブ…37
- 基質特異性拡張型βラクタマーゼ産生菌…84
- 救急受付口…11
- 救急外来診察室…18
- 救急救命士…157
- 救急救命室…18
- 救急車…157
- 救急待合室…14
- 急性咽頭炎…124
- 急性気管支炎…123
- 急性単純性腎盂腎炎…132
- 急性鼻副鼻腔炎…122
- 狂犬病…75
  - ―ウイルス…115
- 蟯虫症…75

く
- クォンティフェロン®TB…71
- クリミア-コンゴ出血熱…75

け
- 血液・体液の曝露後対策…147
- 血液・体液曝露の防止…145
- 結核…54、70、117
- 血管内カテーテル…33
  - ―への病原体の侵入経路…34

こ
- 鉤虫症…75

交通事故患者…111
高齢者患者…108
呼吸器回路…37
コクシジオイデス症…75
コプリック斑…50
コレラ…75
　　―菌…115
コロラドダニ熱…75

さ
催奇形性のある抗菌薬…102
細菌性赤痢…75
細菌性肺炎…128
在宅介護患者…108
雑誌…17

し
次亜塩素酸ナトリウム溶液…15
ジアルジア症…75
ジカウイルス…115
市中感染型MRSA…79
市中肺炎…126、127
ジフテリア菌…115
住血吸虫症…75
充血の縁…107
重症急性呼吸器症候群…12
集中治療室…25
条虫症…75
小児患者…96
人工呼吸器関連肺炎の原因菌…38
進行性水痘…53
侵襲性髄膜炎菌感染症…74
新生児患者…98

す
水痘…52、72
髄膜炎菌…74、115
　　―感染症…75、116

せ
咳エチケット…11、12
潜在性結核感染の治療…71
先天性風疹症候群…60
腺ペスト…75

そ
早期発症型肺炎…38

た
帯状疱疹…52
多剤耐性アシネトバクター…82
多剤耐性結核菌…88
多剤耐性緑膿菌…85
ダニ脳炎ウイルス…115
単純性膀胱炎…131

ち
チクングニアウイルス…115
チフス…74、75
　　―菌…115
超音波検査室…44
超音波探触子…44
腸管結核…56
超多剤耐性結核菌…88
腸内細菌科細菌…92

て
手洗いシンク…26
てんかん発作閾値…97
デングウイルス…115
デング熱…74、75

と
動物咬傷…139
ドクターカー…157
ドクターヘリ…157
渡航者患者…114

な
　内視鏡検査室…41

に
　二次結核…55
　日本脳炎ウイルス…115
　尿道留置カテーテル…30
　　　─を使用してもよい患者…31
　妊婦患者…101

ね
　熱傷患者…106
　熱帯熱マラリア…116

は
　肺炎…126
　肺外結核…56
　肺ペスト…75
　パイロット…158
　破傷風菌…115
　破傷風の予防…112
　バックパッカー…116
　発熱患者…103
　発熱性好中球減少症…141
　針刺し…145
　晩期発症型肺炎…38

ひ
　非ステロイド性抗炎症薬…98
　ヒゼンダニ…65
　非定型肺炎…128
　皮膚・軟部組織感染症…136
　百日咳…62、123
　標準予防策と個人防護具…22

ふ
　風疹…58、72
　複雑性腎盂腎炎…133
　複雑性膀胱炎…132

へ
　ブドウ球菌性熱傷様皮膚症候群…138
　フライトドクター…158
　フライトナース…158
　ブラストミセス症…75
　ブルセラ症…75

へ
　ペスト…75
　ペニシリン結合蛋白質…81

ほ
　蜂窩織炎…136
　膀胱への病原体の侵入経路…32
　放射線検査室…23、45
　放射線診療室…23
　蜂巣炎…136
　ポリオウイルス…115
　ポーリン…91

ま
　マキシマル・バリアプリコーション…34
　麻疹…49、72
　　　─ウイルス…115
　　　─・風疹・水痘・ムンプスワクチン
　　　　　　　　　　　　　　…155
　マラリア…74、75、77、114
　　　─原虫…115
　マールブルグ出血熱…75

む
　無症候性細菌尿…135
　ムンプス…61、72
　　　─による睾丸炎…61

め
　メチシリン耐性黄色ブドウ球菌…79
　免疫不全患者…17

ゆ
友人・親族訪問…114
輸液セットの交換頻度…36
輸入感染症…74

ら
ライム病…75
ラッサ熱…75

り
リファンピシン…89
リンパ節結核…56

A
A 型肝炎ウイルス…115
A 群溶血性連鎖球菌…124
A-DROP スコア…127
AmpC…91

B
B 型肝炎ウイルス…115
BLNAR…87

C
Carbapenemase-Producing Enterobacteriaceae…90
Carbapenem-Resistant Enterobacteriaceae…90
Centor criteria…125
CPE…90
CRE…90

E
Extended-Spectrum β-Lactamase-Producing Bacteria…84
Extensively Drug-Resistant Mycobacterium tuberculosis…88

H
HBV の曝露後対策…147
HBV ワクチン…151
HCV の曝露後対策…149
HIV の曝露後対策…150

I
IGRA…71
IMP 型…92
Interferon Gamma Release Assay…71

K
KPC 型…92

M
Maximal Barrier Precaution…34
MBP…34
MDRA…82
MDRP…85
MDR-TB…88
mecA 耐性遺伝子…81
Methicillin-Resistant Staphylococcus aureus…79
MRSA…79
Multidrug-Resistant Mycobacterium tuberculosis…88
Multi-Drug Resistant Pseudomonas aeruginosa…85
Multiple Drug-Resistant Acinetobacter…82

N
NDM 型…92
Non-Steroidal Anti-Inflammatory Drug…98
NSAID…98

O
OXA 型…92

P

PBP…81
Penicillin Binding Protein…81

Q

QFT…71

R

rim of hyperemia…107

S

SARS…12
Severe Acute Respiratory Syndrome…12
SSSS…138
Staphylococcal Scalded Skin Syndrome…138

T

T-SPOT®.*TB*…71

V

VFR…114
Visiting Friends and Relatives…114

W

whooping…62

X

XDR-TB…88

β

βラクタマーゼ非産生アンピシリン耐性インフルエンザ菌…87
β-Lactamase Negative Ampicillin Resistant…87

著者略歴

矢野邦夫 浜松医療センター 副院長 兼 感染症内科部長 兼 衛生管理室長

■ 略歴

1981年3月	名古屋大学医学部卒業
1981年4月	名古屋掖済会病院
1987年7月	名古屋第二赤十字病院
1988年7月	名古屋大学　第一内科
1989年12月	米国フレッドハッチンソン癌研究所
1993年4月	浜松医療センター
1996年7月	米国ワシントン州立大学感染症科　エイズ臨床短期留学
	米国エイズトレーニングセンター臨床研修終了
1997年4月	浜松医療センター　感染症内科部長（現職）
1997年7月	同上　　　　　衛生管理室長（現職）
2008年7月	同上　　　　　副院長（現職）

＊ 医学博士　　＊ 浜松医科大学　臨床教授　　＊ 三重県立看護大学　客員教授
＊ インフェクションコントロールドクター　　＊ 感染症専門医・指導医
＊ 抗菌化学療法指導医　　＊ 日本エイズ学会　認定医・指導医
＊ 血液専門医　　＊ 日本輸血学会認定医　　＊ 日本内科学会認定医
＊ 日本感染症学会・日本環境感染学会　評議員　　＊ 日本医師会認定産業医

■ 著書

手術医療の感染対策がわかる本（ヴァン メディカル）、知っておきたい　クロストリディオイデス・ディフィシル感染対策 Point 20（ヴァン メディカル）、知って・やって・覚えて　医療現場の真菌対策（ヴァン メディカル）、見える！わかる！！　病原体はココにいます。（ヴァン メディカル）、知って防ぐ！耐性菌　ESBL 産生菌・MRSA・MDRP（ヴァン メディカル）、知って防ぐ！耐性菌2　MDRA・VRE・PRSP・CRE（ヴァン メディカル）、感染制御 INDEX 100の原則（ヴァン メディカル）、感染制御の授業―30日間基本マスター（ヴァン メディカル）、ねころんで読める CDC ガイドライン（メディカ出版）など多数

救急医療の感染対策がわかる本
―すべての業務をまるごとコーディネート！

定価（本体2,200円＋税）

2019年10月1日　初版発行

著　者　矢野邦夫
発行者　伊藤秀夫

発行所　株式会社 ヴァンメディカル
〒101-0051　東京都千代田区神田神保町2-40-7　友輪ビル
Phone 03-5276-6521　Fax 03-5276-6525
振替　00190-2-170643

ⓒ Kunio Yano 2019 Printed in Japan
ISBN978-4-86092-137-8　C3047

印刷・製本　広研印刷株式会社
乱丁・落丁の場合はおとりかえします。

・本書に掲載する著作物の複製権・翻訳権・上映権・譲渡権・公衆送信権（送信可能化権を含む）は株式会社 ヴァン メディカルが保有します。
・ JCOPY ＜（社）出版者著作権管理機構　委託出版物＞
・本書の無断複製は著作権法上での例外を除き禁じられています。複製される場合は、そのつど事前に、（社）出版者著作権管理機構（電話 03-5244-5088、FAX 03-5244-5089、e-mail：info@jcopy.or.jp）の許諾を得てください。